Broken Bonds

Surrogate Mothers Speak Out

ジェニファー・ラール
メリンダ・タンカード・リースト
レナーテ・クライン ―編

柳原 良江 監訳

こわれた絆

代理母は語る

生活書院

「（代理出産は）子どもを育てたいと望むことだけではなく、
その母に存在するなと求めることでもあるのだ……」

——カイサ・エキス・エクマン『在ることと買われること』

「というのは、言葉のいかなる意味においても、愛は買われるものではないからだ……」

——メアリー・ウルストンクラフト『女性の権利の擁護』

こわれた絆——代理母は語る

目次

に健康リスクが伴うことを知らなかった。彼女はいま、数年にわたる卵子提供の結果に苦しみ、末期乳がんに直面している。

不完全な赤ちゃんを妊娠したら、使い捨てに　ブリトニー（米国）　69

四人の子どもをもつブリトニーは、一組の夫婦のために代理母となるが、おなかの中の双子に異常が見つかった途端、中絶を迫られ、放置され、精神的にも肉体的にも傷ついてしまう。

知る権利なし　ナターシャ（ロシア）　＊エヴァ・マリア・バッヒンガーへの語り　78

ナターシャは、代理出産の報酬で車を一台買った。その金額がいくらだったのかは言えない。誰が子どもの親なのかについての発言権はなく、子どもと連絡を取ることについての決定権もない。そして別途提供した自分の卵子がどうなったかについても、一切知らされていない。

哀しい家族のつながり——息子に再び会えるでしょうか？　オデット（オーストラリア）　82

オデットは、彼女のいとこの代理母になったが、合意内容はほぼ最初から裏切られ、苦痛に満ちた長い

代理出産はビジネスである　エレナ（ルーマニア）　＊エヴァ・マリア・バッヒンガーへの語り　175

エレナにとって、代理出産はチャンスである。それによって食べ物が食卓にのぼり、なんとか生計を立てていくことができる。

張った乳房と張り裂けそうな心で、独り残されて　ミシェル（米国）　179

三回目の代理出産でようやく、ミシェルはこの方法でお金と自己充足を得るのは幻想だと悟った。

「無私」のドナー　ヴィクトリア（ハンガリー）　＊エヴァ・マリア・バッヒンガーへの語り　189

ヴィクトリアは七〇個以上の卵子を提供してきたが、その結果について、二人の女の子が生まれたことを除けば、ほとんどわかっていない。この事実は、卵子提供が原因で直面している健康問題と相まって、彼女に喜びと絶望の入り混じった感情をもたらしている。

＊エヴァ・マリア・バッヒンガーへの語り……これらのインタビューは、バッヒンガーによる二〇一五年の著書 *Kind auf Bestellung Ein Plädoyer für klare Grenzen*［子どものご注文を受け付けます――明確な限界を引くべき理由］, Deutike Verlag, Vienna のために行なわれた。本文中の斜体部分は、著者であるバッヒンガーのコメントである。英訳はレナーテ・クラインによる。

■訳語と訳注について

commercial surrogacy／altruistic surrogacy

commercial surrogacy は代理母が営利目的で行う代理出産を指す。妊娠・出産したこと、そして子を渡したことの対価として報酬が支払われる。商業的代理出産と訳されることもあるが、本書では「商業代理出産」に統一した。

altruistic surrogacy は代理母が自らの善意のもと無償で妊娠・出産し子を渡す代理出産を指す。利他的代理出産と表記されることも多いが、altruism の翻訳には、もともと「愛他」の表記が用いられていた。近年「愛他」に代わり普及している「利他」は仏教用語であり、本来の altruism とは異なる意味を含んでいる。本書では altruistic surrogacy が commercial surrogacy（商業代理出産）の対義語として使用されている現状も踏まえ、この用語を「無償代理出産」と訳出した。

gestational surrogacy（GS）／traditional surrogacy（TS）

gestational surrogacy（GS）は代理母が他者の卵子に由来する胚を子宮に移植させて妊娠・出産

する場合で、traditional surrogacy（TS）は人工授精により自らの卵子で妊娠・出産する場合を指す。
本邦における学術的文書では、これまで前者を代理懐胎、後者を伝統的代理出産と訳出する場合が多かった。前者はとりわけ医学領域で用いられ、現在では他領域の研究者にも利用されている。しかし「懐胎」は民法では妊娠の成立を意味するものとして使われるため（床谷　二〇〇八）、妊娠のうえ出産する行為を含むgestational surrogacyに本用語をあてるのは適切ではない。後者の方法は、ベビーM事件を契機にいったん廃れ、それゆえ古い方法とされてきた。しかし後に体外受精を用いる形で代理出産が普及すると、安価で健康リスクも少ないこの方法が見直され、現在では再び用いられるようになっている。もはや「伝統的」という表現が実態を反映しているとは言いがたい。

これらの論点を踏まえ、本書では前者、後者それぞれの英語表記に対して、近年、日本国内で一般的に使われている「体外受精型代理出産」、「人工授精型代理出産」の用語をあてた。

gestational carrier（GC）

gestational surrogacyの用語が普及すると同時に、代理母をgestational motherと呼ぶ事例が生じた。しかし代理母を「母」と呼ぶべきではないという主張により、gestational carrierの呼称が用いられるようになった。gestationalは直訳すれば「妊娠の」である。一方のcarrierは「運搬人」、

「媒介体」、「仔を孕む生き物」などの意味を持ち、文脈により適切な日本語訳は異なる。この単語を用いる文献をいくつか調べた結果、代理母を示す際のcarrierは、「(妊娠している状態や胎児の)保有者」と訳出するのが適切との結論に至った。したがって本書では、gestational carrierを「妊娠保有者」と訳出している。

intended parent（s）（IP）と commissioning parent（s）（CP）

代理出産を依頼することで、親となる予定にある依頼者を英語圏ではしばしばintended parent（s）すなわち「意図された親」と呼ぶ。

カリフォルニア州を含め商業代理出産の盛んな地域では、遺伝的つながりや産んだ事実を問わず、子をもうける意思のあった者を親とみなす制度が構築されている。そのような状況下では、依頼者が代理出産により生まれる子の親となることは明確である。したがって代理出産の依頼者に対しintended parent（s）／intended mother／intended fatherといった表記が用いられる。一方でこの表記には、遺伝的つながりを含む身体的な親の存在を消し去り、子をもつ意思のある依頼者のみを、子の出生に関わるさまざまな当事者の存在に先立つ、唯一の正統な親とみなす考えが含まれている。したがって代理出産に批判的な文脈では、この用語の代わりにcommissioning parent（s）が用いられることもある。

どの用語を用いるかは、語る人の置かれた環境や思想、語られた時代によって異なり、それぞれに細かな説明が必要となる。しかしあまりにも訳語が多いと文章が煩雑化してしまう。本書では読者にとってのわかりやすさを重視し、intended と commissioning の訳し分けはしていない。二つの表記をいずれも「（代理出産の）依頼」とし、intended や commissioning に続く parent（s）／mother／father などは親となる人の属性を表記することで、これらの用語を訳出した。たとえば依頼者夫婦や依頼者カップル、依頼者の女性あるいは依頼女性、依頼者の男性あるいは依頼男性などの表記をあてている。文脈に応じて「依頼者」の代わりに「依頼主」を用いた章もある。

訳者補足と注について

・本文中の［　］内は訳者および監訳者による補足である。
・注番号で、印のないもの（番号のみ）は原著注、＊印は訳者注、＊＊印は監訳者注である。
・「解説」「監訳者あとがき」等で、注番号で印のないもの（番号のみ）は著者注である。

はじめに

消された女性たち

二一世紀、生殖市場はグローバルに拡大しつつある。赤ん坊製造業の商業化と規制について、たび重なる討論がなされてきた。公的な議論は既得権をもつ者に牛耳られてきた。医師、ＩＶＦクリニック、弁護士、カウンセラー、それに代理出産推進派の団体がみな、ぼろい儲けの分け前を欲している。

だが、もう一方の関係者の声には何が起きているのだろう？　いわゆる「代理」母、卵子の「提供者」、そして、生まれるや連れ去られ、親だとされる見知らぬ人のものになるために、母の体内で育つ子どもの声には。

「代理」[1]母は――彼女らなくして赤ん坊は存在しない――家族を「築く」のに悲観したカップルを助ける、利他的で愛に満ちた女性として描かれる。自身の子どもと距離を取るため、彼女らは「保有者」、「オーブン」、あるいは「スーツケース」に矮小化される。この非情な搾取の口当たりをよくするために、代理出産は貧しい女性が良い稼ぎを得て家族を養う方法として売り出される。雑誌『タイム』は、妊娠を「外注するべき家事ベスト一〇」の一つに挙げた（Lee-St John 2007）。『フォーブズ』誌は、インドの赤ちゃん工場は「関係者の誰にとっても大成功」だったと熱狂した。「子守りやペンキ塗りなら借りますよね。子宮も借りてはどうです?」と、編集部は問いかけている（Smith 2013）。

『こわれた絆――代理母は語る』で、私たちは代理出産と卵子「提供」を巡るこの支配的な語りに挑戦し、妊娠と出産の市場化から利益を得ている第三者である生殖仲買人の、きらびやかな広告と情報操作の裏側を見る。私たちはこれを、女性たちの経験談を集める――いわゆる代理母の配偶者である男性一名のものも含む――という、最も説得力を伴うであろう方法により行う。それらの人々の経験談は、幸せな代理出産の物語を打ち壊す。

これら生々しい経験談は、代理出産推進のプロパガンダを暴く。それらは産みの母への残酷な無視と、完璧でなければならず、さもなければ拒絶される、オーダーメイドの商品としての子どもの処遇を明らかにする。そうした女性たちの言葉は、彼女たちの毛髪や母乳、身体のさまざまな開口部、そしていまや子宮を求める、女性の大規模工場畜産のような（ある代理出産サイトは彼女たちを番号で識別している）[2]、より広範な派生現象についても考察するよう私たちを促す（Bindel 2016）。

『こわれた絆』は私たちに、代理出産のもつ生物学的な母性の解体と根絶という問題含みの役割について深く考えることを求める。スウェーデンのジャーナリストで文筆家、活動家でもあるカイサ・エキス・エクマン（Kajsa Ekis Ekman）は『在ることと買われること』（2013, p.151）において、女性がひとたび「務め」を果たすや、いかに抹消されるかを説明している。

代理母を探す人々は極めて特定の望みをもっている。彼らは、すでに存在する子どもと知り合ったり、子の養育を手伝ったりすることでは満足できない……いや、それは彼ら自身の遺伝的な子であり、買い手のみが親権を持つ生まれたばかりの赤ん坊でなければならない。このこと、つまり、子どもを育てたいと望むだけではなく、その母に存在するなと求めるということが、代理出産についての議論では常に隠蔽されている。

代理出産の斡旋業者やクリニックは、代理出産で生まれた赤ん坊を抱くカップルの写真を展示することを好む。決まって誰もが幸せそうにほほえんでいるので、私たちも彼らのためにただ喜ばしいこと、何といっても新しい命は祝福すべきなのだからと感じてしまう。

だが実際には、こうした写真では、表されるものより隠匿されるものの方が多い。その赤ん坊を身ごもり産んだ女性、自身の遺伝子の半分を与えた卵子の「提供者」、ことによっては精子の「提供者」さえも消えてしまっている。加えて、代理出産に関わる個々人は、それぞれの家族集団の一員である。彼らには彼らの歴史があり、親族や生活の場があり、思い出や秘めた希望がある。

親になろうとする人たちは、心身両面で苦痛を伴う体外受精に何度も失敗するなど、女性にとって困難な道をたどってきたのかもしれない[3]。親になるための痛ましい旅を続けるよう彼らを説得したのは、グラビア雑誌の中の素敵な代理出産の物語だったのか?「自身」の子どものいない人生は、果たして本当に向き合うことのできないものになってしまうのか?

私たちは、写真の中で赤ん坊を抱いて輝くような笑顔を見せる女性が、どのような考えのもと、別の女性が彼女のために子どもを育て手渡すべきという結論に達したのかと疑問に思う。そしていっそう困惑させられるのは、依頼者の男性(もしくは「父親」になろうとする二人の男性)は、妊娠と出産の深淵について何を知っているのだろうかという疑問である。どうしたら男性たちは、女性に彼女自身の体内で育てた赤ん坊を譲ることを期待できるのか?

依頼者カップルには、彼らのために赤ちゃんをつくることができてとてもうれしがっているようなふりをするつもりです。そしてこう言うのです、私は妊娠するのが好きで本当に助けになりたいの、って。彼らは決して私の本心を知ることはないでしょうね……(エレナ)[4]

赤ん坊について言えば、その子が新たな人々へ譲られる前に聴き、感じ、味わい、嗅いできたものを、誰が知りうるだろう? 状況にかかわりなく、その子はすべての赤ん坊がするように母親の乳と温かい肌を求める。自分が生まれるや引き渡されるべく、いかなる代償のもとにつくられたのかを、誰がその子に教えるのだろう?

産後すぐに子どもを渡さなければならないのは、本当に最悪です…… 依頼者の夫婦は私に子どもを抱かせたり、かわいがらせたりしない方が、自分たちのためになると思ったのでしょう…… 代理出産に従事する人たちは、赤ちゃんが、生まれる前から環境を見て、聴いて、匂いを嗅いでいることを知っている、教養のある人が多いのです。それでもやはり、彼らは赤ちゃんを母親からさっさと取り上げて、別の親の子として位置づけるのです。彼らは、代理母と子どもの間に一切の絆がないようにしておきたいので、子どもを傷つけてもかまわないと思っているのです……赤ちゃんは白紙状態ではありません。（ミシェル）

「代理」母は通常、こうした家族写真には現れない。**その核心**にあるのは、彼女は新しい家族の一員ではないということなのである。痛みを伴うホルモン注射、胚移植、つわりをこらえ、九か月かけて自分の体内で赤ん坊をつくり、それをただ譲り渡すように彼女を動機づけたのは何だったのだろう？

私が最初にたどった代理出産の「旅」は、私にとって大きな警告となるべきでした。でも、そこから学びませんでした。私が好きなのは、妊娠しているとき、わくわくすること、みんなが大きくなったおなかを心配してくれること、そして、ハッピーエンド…… 私はとても具合が悪い状態が続き、心的外傷後ストレス障害（ＰＴＳＤ）と診断されています。二組の国際カップルが私を搾取し、だましたので、私の家族と私は多大な苦痛を受けました。でも、すべては、彼らがその人生で子どもをもつ助けになりたいと私が望んだことが原因なのです。（ケリー）

代理出産の旅を始めるにあたり、彼女は誰によって、何を言われていたのかと不思議に思う。代理出産は自然妊娠に比べ、母子ともにより危険なのだと知らされていたのだろうか？　代理出産で生まれる赤ん坊は早産で低出生体重の割合が高く、「代理」母は妊娠糖尿病、妊娠高血圧症候群、前置胎盤など産科系の合併症を有しやすい。それらによって、たいていの場合には必須として行われる帝王切開の間、抗生物質の投与が必要となる（Woo, Hindoyan, Landay *et al.* 2017）。

彼女が契約書に署名したとき、誰がその内容を彼女にわかるように示し、その処置と危険性を説明したのだろう？　この赤ん坊が彼女の子宮で育つため、彼女はどれほど多くの検査、注射、ホルモン剤、スキャン、流産、中絶、いくつもの処置に耐えたのだろうか？　胎児を育てることについて、二人が別れることになる瞬間について、彼女はどう感じたのだろう？　この子が彼女の子ではなく、彼女とは一切無関係だというクリニックの忠告を、彼女は気にとめただろうか？　こうして求められた心身の分離、言いかえれば解離が、彼女に虚しさを感じさせたのだろうか？　彼女はいずれ忘れるだろうか？　本書の中の女性たちはこれらの疑問に答えるが、それらの答えは胸の張り裂けるようなものである。

痛みが消えることはありません。私はいまだに情緒不安定で、毎日このことで苦しんでいます……サインしたときは、そうできると思っていました。こんなにも私の心をズタズタにすることだったとは、

知らなかったのです。いま私が抱えているこの痛みと虚しさは、耐えがたいほどにこの身を引き裂いています。（キャシー）

代理出産とは、断絶の完全形態である。つまり母を母の身体から、母の身体を子どもから切断する。そしてその子は、ＩＶＦクリニックと仲介業者を介して赤ん坊をオンライン注文した人々に売られる。これらは、ネオリベラル家父長制的資本主義者の道具なのだ。

赤ちゃん売買の帝国と、選択という神話

グローバルな代理出産産業は毎年、一二三億米ドルの収益を得ている（Cottingham 2017）。だが、（仲介業者、医師、クリニック、弁護士という）利害関係者の懐はいっぱいなのに、「代理」母が目にするのはこの金のうちのごく一部だ（中にはひどい借金を背負い込む場合もある）。

オーストラリアの文筆家でフェミニストのアビゲイル・ブレイ（Abigail Bray）は、『女性嫌悪、再び』（2013, p.95）の中で、福祉の削減を含む緊縮策をしばしば伴うグローバル経済の不況と下降の時代に、女性が搾取されるに至ったことを、次のように指摘している。「失業がますます多くの女性を脅かすにつれ、搾取される方がましになってきた」。

長年にわたり生殖技術を論じてきた批評家、ジャニス・レイモンド（Janice Raymond）も、そのよ

うな文脈での「選択」の無意味さを脱構築している。

選択は、控えめに言えば、男女間に根本的な権力差のある社会の文脈の中で生じている。それなのに、技術的そして契約的な生殖に反対するフェミニストたちに対し、「不妊の女性、ひいてはすべての女性は、合理的根拠に基づいた真正な選択ができない」と主張しているのだという中傷がなされている……女性がなぜ自分の身体を最も侵襲的で有害な医療的介入に進んで差し出すのかについては、ほとんど何も言われていない。たとえば、子どもがなくては彼女たちの人生は価値がないとされるからか、夫や家族からの圧力のためか、不妊に対する調査はほとんどなく財源も少ないせいか、それとも女性は何を犠牲にしても自分自身を虐待的な技術にさらすよう方向づけられているからなのか（Raymond 1996, p.241）。

そしてレナーテ・クラインが二〇一七年の著書『代理出産——人権侵害』で説明しているように、女性の「選択」とは実際のところ、彼女たちの情緒的、精神的、物質的、社会的、政治的な生活という文脈の中で理解されなければならない「苦渋の決断」なのである。

代理出産の足場は、情緒的かつ経済的な操作であり、多くの事例ではあからさまな欺瞞である。商業代理出産において操作は現金の形をとる。ほとんどすべての「代理」母は低所得層の出身であり、親になろうとする依頼主とはしばしば民族的背景も学歴も異なる。ときに操作は同情心や親切心へ訴える形をとる。

この子たちに命を授けられて幸せですが、贈り物として依頼主のカップルに譲り渡さなくてはなりません。胸が痛みます。この子たちは私の人生の一部です。けれど最初から契約は結ばれていました。それに基づいてこの子たちを譲り渡さなくてはならないのです。（ウジュワラ）

だが、明白な金銭的動機がないときでさえ、いわゆる利他的な代理母の経験談の中に、情緒的な操作や圧力が、選択権の真正な行使を損ないうる様子が見られる。リンダ・カークマンが姉妹であるマギーのものになる子どもを産んだという、オーストラリアで最もよく知られた代理出産事例の、レナーテ・クラインによる分析は、家族や友人の間で起こる強制を暴いている（Klein 2017）。寄稿者であるオデットは自身の経験をこう語る。

（依頼主である）彼の説明によれば、メラニーはがんのため、もはや体外受精を受けられないとのことでした。彼とメラニーには一つだけ凍結保存された胚がありますが、それが利用できるのも、せいぜいあと二年にすぎないということでした。彼は私に、この胚で彼らの代理母になってくれないかと尋ねてきました。彼ら二人は、私の地道な子育て、健康的なライフスタイルや食事、そして私がクリストファーに、物事の善悪について教えていた姿が良い感じだったと言いました。それで、彼らの代

理母として私は最適だと考えたのだそうです。(オデット)

アメリカの「代理」母であるケリーは、家族がぎりぎり綱渡りの生活を送っていたとき、彼らを経済的に支えるために三回、代理出産の契約を結んだ。二〇一八年の説得力ある映画『#巨大生殖産業――すべては金』[5]の中で、ケリーは自分が毎回、いかに希望にあふれていたか、にもかかわらず、どれだけのストレスと脅威、機能不全に陥った依頼者、命を脅かす病気、あからさまな裏切りに出会ったのかを説明している。こんにち、彼女はまだ経済的に困窮しており、そしてもはや子どもをもつことはできない。この映画は、巨大生殖産業が健康な若い女性を、利潤のためいかにあくどく搾取しているかを示している。それはまた、規制と契約は女性たちをエンパワーするという、現実とは正反対のことを述べる議論がもつ、多数の欠陥を明らかにする。

女性が行ういかなる決断も、自由とエンパワメントの印とみなすリベラル「選択」フェミニストは、女性がこれらのいわゆる選択を行う条件を分析し損ねている。産みの母たちの嘆き、喪失、後悔と無力感が、「生殖の自己決定権」*1という立派な言葉の陰に隠れている。「代理」母の「身体の自己決定への権利」*2は、他の(より裕福な)人物が赤ん坊を得る「権利」と、好都合にも同調する。その究極の現れが、複数の提供卵子を用いて九人のタイ人の代理母に生ませたうえで、一三人の赤ん坊の親権を得た二八歳の日本人実業家、シゲタ・ミツトキの例である。裁判官が強調した彼の富は、貧困の女性問題化を、そして母たちを消去するために金が使われる方法を改めて示すものだった。複数いる卵子「提供者」と「代理」母の誰一人として、彼女たちの赤ん坊たちの人生の一部にはならない。報道によれば、シゲタは以前、カンボジアと日本でも代理出産によって子どもを得たことがある（ABC News 2018）。法廷は（子を産んだ母親たちではなく）彼の富が、その子どもたちが幸福になるために必要なもののすべてであるという前提で、「一三人の子どもたちがその生物学的な父から受け取る幸福と機会のために」、その子たちを「原告の法律上の子」であるとしたのである（Hurst 2018）。

彼女は原料であり工場である

「妊娠保有者*3」は、彼らがそう呼ぶとおり、原料でありかつ工場である。赤ん坊は、女性の中で、そして女性からつくられる「製品」である。親になろうとする依頼者たちは卵子と精子を提供するだろうが、しばしば彼らはそうせずに、別の女性が「卵子の売り手」となって、卵子の採取のため自分の命と健康を危険にさらすのである。

……不妊専門医たちが卵子提供者を見るとき、何万ドルものお金をもたらす匿名の名も無い女性に見えているのだ、とわかるまでに一〇年かかりました。彼らはそうした人たちのことを何とも思っていません。ドナーたちが有益なのは、卵子が取り出されるまで。（マギー）

卵子が商業的に取引される場所では、女性は「美しさ」や「知性」、あるいは「遂行数」しだいで、かなりの金額を受け取ることができる。人間の卵細胞の購入が違法である場合は、自分の卵子を「親切心」から「提供」し、「代理」母がそうされるのと同じやり方で、「天使」と称えられる女性もいる。短期的・長期的なリスクをほとんど、あるいはまったく説明されないままに、若い女性が強引に勧誘され、補充される。そして代理出産については、金がすべてである――女性の健康・幸福は関係しない。

マギーは何度もの卵子提供について、そしていまでは末期の乳がんにかかっていることについて、胸の痛むような経験を語る。「一〇年にわたって、私はさらに九回の卵子提供を行いました。……自分が受け入れられているという温かな光を感じ、それが愛されているということだと勘違いして信じていたのです。自分が使われていることにはまったく気づいていませんでした」。卵子を提供する女性は原料の一つである。「代理」母の身体（と心）が、もう一つの原料である。こうした女性たちなしでは、産業は成り立たないだろう。

質の管理

すべての当事者にとっての動機として「愛」について多くを聞く一方で、この「愛」には最終産物が注文どおりに「完璧」であるという条件がついていることが明らかになる。「障害」や「誤った性」

を理由とする出生前診断や減数手術（「過剰な」胎児を消滅させること）、人工妊娠中絶といった品質管理の仕組みが登場するのは、ここである。

サラ・マクドナルド（Sarah MacDonald 2014）は、生殖産業の他の実践と同じく、優生学に強く根ざしている代理出産の結果をいくつか列挙している[6]。

代理母の宗教的信念に反しても命じられる人工妊娠中絶がある。性別選択のために破壊される女子や男子の胚がある。闇市場で売られる卵子がある。健康な胎児が消されてきた。親になろうとする依頼者が、可能性を高めようと複数の胚を求め……その後「減数」を発注するからである……

『こわれた絆』で東欧の「代理」母たちは、赤ん坊が障害を持って生まれたら、対価は得られないのだと述べた。そうした赤ん坊がどうなるのか、女性たちは知らなかった。

寄稿者のブリトニーは、品質管理の基準に満たない赤ん坊がいかに容易に処分されるかをじかに知っている。

赤ちゃんをあんなに欲しがっていた人たちにしては、「不完全な」二人の赤ちゃんを処分すると決めるのがとても早かった。赤ちゃんは使い捨てではなく、人間で、その彼らの命をおなかの中に感じていたのは私なのです。出産した後、赤ちゃんたちを実際に手の中で抱いたのも私です。依頼者たちは、このことで私が受けた影響がどんなものか理解していませんでした。私はただただ、彼らには親になる資格がないと思っています。（ブリトニー）

母子の絆の破壊

結果として生まれる（完全無欠の）赤ん坊は、産みの母ではなく、自分を依頼してその代価を支払った人に愛を返すことを期待される。産みの母は、その赤ん坊を愛さないように説き聞かされる。だがその赤ん坊は、そんな取引を知る由もない。

赤ん坊は生まれると、自分がその中で生きてきた子宮をもち、その声と匂い、身体のリズムが自分の全存在であった母を求める。赤ん坊は他には何も知らないからだ。

動物科学では、母子の分離は動物の生涯で最も高いストレスのかかる、幼少期の負の経験の一つとして、素直に理解されている（Récamier-Carballo *et al.*, 2017）。

仔猫や仔犬でさえ、生後七週間より前に授乳している母親から引き離してはならない[7]。なのに養子縁組や代理出産では、人間の赤ん坊が、まだその乳を吸ってもいないうちに、産褥の母から合法的に引き離される。『原初の傷――養子を理解する』（1996, p.27）で、ナンシー・ヴェリエ（Nancy Verrier）は「誕生時の別離のトラウマを理解する鍵は、たとえ肉体的にはもうつながっていなくとも、母と赤ん坊は心理的に、情緒的に、精神においてつながり続けているということである。これが母／

子の二者関係なのである」と書いている。

二〇一八年にオーストラリアで「二〇〇八年西オーストラリア州代理出産法」の見直しがなされた際、養子であるキャサリン・リンチ（Catherine Lynch）は、注目すべき——そして非常に個人的な——意見具申の中で、次のように書いている。

「赤ん坊を救う時代」として知られる一九五〇年代、六〇年代、そして七〇年代の間、数千人にのぼる私たちは、養子になるために産みの母から引き離されました。私たちはいまや成人で、代理出産についての討論に資する重要な証言ができます。

「強制的養子縁組」時代の「盗まれた世代」である私たちは、母親を失うこととは、生涯にわたり、また世代をまたいで深い影響をもたらす破壊的な喪失なのだと、繰り返し証言してきました。誰か耳を傾けてくれましたか？

生まれてすぐの母との別離に苦しんできた私たちは、それが私たちの情緒的、心理的幸福に、生涯にわたる衝撃を与えていることを証言します。

これら母子の分離、その破壊的な喪失、生涯にわたる影響にもとづいた証言を、代理出産産業は何だと考えているのだろう？

ある代理出産のウェブサイトは、聞くに堪えないような提案をする。彼らのクリニックのソーシャルワーカーはこう勧める。「全手続きを通じて、親になろうとする依頼者のニーズよりむしろ、子どものニーズに焦点を定めるべきです。……それが、より良い愛着と絆の形成過程をもたらすのです」。その手続きとして、彼らの「情緒的移転」と呼ぶ方法が、依頼者が新生児と健全な絆を築くべく提唱される。代理母が体内の赤ん坊に聞かせることができるよう、依頼者たちが物語を読む声や、彼らのお気に入りの音楽の録音を送ること、産みの母の匂いを保つために彼女をテディ・ベアと寝かせ、それを赤ん坊とともに家へ送らせること、赤ん坊を「代理」母の胸の上に置いて少し触らせ嗅がせること……そうしてからその子を依頼者――その子からすればまったく見知らぬ他人――に渡すこと。

このソーシャルワーカーは、二、三週間後に「代理」母を訪ねることさえ提案する。「そうすることで、子どもは誰一人として失っていないのだと再確認できますし、皆にとっても代理出産の手続きは成功したという安心を得られるのです」と彼女は言う。そして、赤ん坊が救いようのない不幸せに見えても心配はいらない。「もし赤ちゃんが神経質だったり動揺したりしていても、それは代理出産や譲渡とは関係していないということを、依頼する方々は知る必要があります」(Surrogate.com 2018)。

母の抹消を徹底させるさらなる例は、同じ月のうちに現れた二つの記事に見ることができる。

CBCニュースで報道された『誰がお母さんなの？――代理出産の後で親になった二人の新米パパ』[8]の中で、依頼者の男性カップルは、「代理」母であるクリスティンがいかに「最も頻繁に母親と間違われる人物」であるかを説明している（彼女はこの子の出生証明書に母と名指されているけど、それは法律の裏付けがあるからだよ、と二人は言う）。クリスティンは、「彼女の中で育つ存在」から「母性を切り離し」ていられること——すなわち単なる人間とは一線を画す代理母の「特殊能力」により称賛される。「ほらパパたち、君たちは『代理』人の足を持って支えてよ、だって、君たちの赤ちゃんが出てくるんだからね」と、若い男性医師の言葉が引用される。この時点で、母には名前さえない。彼女は**彼らの**赤ん坊が生まれるために足を支えられる必要のある、単なる**代理**なのである。そしてこの母の消去は、新生児がこう言い含められて最高潮に達する。「むずかるなよ。何一つ、なくなっちゃいないんだから。君にはお母さんがちゃんといる。彼を見てるよね……僕らはついに明確な答えを得たんだよ。誰がお母さんだって？ 明白じゃないか？ 僕たちだよ」。

赤ん坊のベティは、もちろん、何も言わない。

同じ時期に、代理出産産業のための大きな無料広告となる媒体、「善き人プロジェクト（Good Men Project）」の中で、男性著者はこう書いている[9]。「よい候補者は、他者を助けることを楽しみ、世界を変えるために小さな犠牲を払うことを苦にしないのです……母としての愛着に固執しない彼女の能力、妊娠と出産における『小さな犠牲』にこだわらない彼女の能力は、彼女が『情緒的に安定している』ことを示しています」。

言わんとするところは、母は必要ないということである。実際、求められているのは母の不在である。この「近代家族」は、子どもの最初の家族を壊すことの上に成り立っている。

カイサ・エキス・エクマンがこれをうまくまとめている（2013, p.176）。

彼女は子どものために生き、日常の行動一つひとつでその子のことを考えなければならない。同時に彼女は、自分自身と自らの身体との間、自分自身と自らが妊娠している子どもとの間に距離をつくらなければならない。なぜなら人は、自己として在ることと買われるものを、常に区別しなければならないからだ。彼女はその子を気にしなくてはならないが、その子に愛着をもってはいけないのである。

ある匿名の女性はフォーラムにこう書いた。

数日前にこの子を産みました。私は思っていた以上に彼女を愛しています。問題は、私が代理母だということです。この無私の行動が、最も身勝手な考えに変わろうとしています（Whitelocks 2016）。

子どもの権利の否定

「子どもの最善の利益」というよく聞かれる決まり文句にもかかわらず、代理出産を通して生まれる子どもの権利は、実際にはまったく無視されている、とミラ・リベンは説明する（Mirah Riben 2015）。

代理出産による子どもに、もしあるとして、どんな権利や保護があるのでしょう？　代理母を雇う人たちの中には、年齢制限のため養親になることを却下された後で、そうする人たちがいます。身上調査に合格しないか、調査を避けたがる人たちもいます。代理出産でそれは要求されません。養子縁組とは違い、代理出産で家庭環境は何も審査されないのです。子どもたちはこうして発注され、支払われ、彼らを虐待するつもりかもしれない小児性愛者なども含む、誰にでも手渡されていくのです。

提供配偶子によって生まれた人々、養子として育った人々は何年も、遺伝的なつながりに対する当惑と、自分の生物学的な出自がわからない痛みについて語ってきた[10]。提供配偶子で生まれた子どもを代表するいくつかの団体は、彼らが遺伝上の親を特定しようとすることができるよう法律を変えることに成功した（多くの事例にとってその変化は遅すぎて、彼らは自分の診療記録が破棄されているのを発見するだけだったが）。しかし多くの国では、配偶子の提供者の匿名性は守られたままで、子どもたちが連絡を取ることを妨げている。商業代理出産契約から生まれた子どもにとって、自分の複雑な遺伝上、診療上の記録をたどることがどれほど困難か考えてみてほしい。たとえば、「代理」の母はインドで貧しく暮らしていて、卵子「提供者」はウクライナで名も知れず暮らしていて、もしかしたら精子の提供者はデンマークにいるかもしれないのである。子どもたちはどうやって自分のルーツや、自分の医学的リスク因子をも見つけ出すのか？　やがて愛した人が実は自分のきょうだいだったら、どうするのだろう？[11]

より根源的に問うなら、代理出産契約を通して生まれた子どもには、彼らと遺伝的につながっているだろう誰か、そして彼らを愛していただろうし、いまでも深く愛している産みの母と、家族としての関係をもつ権利があるのだろうか？

赤ん坊を愛してしまったり、新しい家族を危険だと感じたりして、その子を手元にとどめようと試みる「代理」母は、極めて強い抵抗にあう。しばしば、彼女たちは無力にさせられる。

この証言集に登場する女性たちの中でも、トニは妊娠中に人種的な理由で虐待を受け、彼女の赤ん坊を憎悪に満ちた家庭から守りたいと望んだ。彼女は闘ったがその赤ん坊を失った。オデットは依頼者の女性からあるとき、彼女を殺して自分も死ぬと脅され闘ったが、彼女の子どもに会うことさえ許されずにいる。キャシーは依頼者の男性たちに、彼女の苦痛への思いやりがまったく欠けていることに気づいて、彼らがどうやって三人の小さな赤ん坊たちを十分に世話できるのかと思ったが、いずれにせよ赤ん坊たちを譲り渡さなければならなかった。

「私は子どもたちを返してと要求したでしょう」

代理出産は誰が赤ん坊を懐胎するのかは重要ではないという、知的な虚構の上に運営されている。この証言集にまとめられた経験談が示すように、産みの母たちはしばしば、自分が自らの体内で育てきた赤ん坊の世話をし続けたいと願う。この望みがいかに強く、いかに長く続くかは、ときに彼女たちの不意を打つ。

依頼者と接触しないというのはある意味で良いことかもしれません。でなければ、私は子どもたちを返してと要求したでしょうから。（サララ）

愛してしまったんです……それが私を壊しました。どうしたら治せるのかわかりません。（ケリー、『＃巨大生殖産業』CBC Network, 2018）

一九八〇年、エリザベス・ケインはアメリカ最初の商業的な「代理」母になった。彼女自身が書いているように、彼女は「代理出産という言葉をアメリカ人の精神に刻み込んだ」(Kane 1988, p. 271)。未婚の母になったとき、彼女は生まれたばかりの娘を養子に出さなければならなかった。それで、自分なら代理出産をやりとげられると彼女は考えた。

八年後、彼女はこう書いた[12]。

いまならわかる。当時の私は、世間に完璧なイメージを与えることを重要視していたのだと。私自身、代理出産がうまくいくようひどく望んでいたから、ジャスティンを産む自分の決意をゆるがせる、否定的な感情や考えは拒んできた。いま自由を得て振り返ってみると、この妊娠が私や私の家族に残した情緒的な重荷をこそ、私は話すべきだったのだとわかる。……しかし私に真実を話すことはできなかった。……マスコミから失敗だとラベルを貼られ、ジャスティンの両親やドクター・レヴィンの怒りを招くことを恐れていた。私は完全無欠の事例にとどまりたかった。……私はうつに沈んだ——衰弱してゆき完璧な絶望で特徴づけられる種類の。私は深い後悔の底におり、その深さゆえ私の子どもたちさえ私に届きはしなかった（Kane 1988, p. 249）。＊4

読むだに胸の痛む言葉で、ケインは問う。「私はどうしたらジャスティンに、あなたは新車の値段で取引されたのよ、なんて説明できるでしょう？　自分のためにどうして法廷で闘ってくれなかったんだとあの子から聞かれたら、私に何が言えるでしょう？」（Kane 1988, p. 265）。

彼女はいま、その経験をこう語っている。「一人の女性から別の女性へと、苦痛を移転すること以上の何ものでもありません。ある女性は自分が母になれないことで苦悩していますが、別の女性は自分が誰か他の人のために産んだ子どもを知ることができないために、残りの生涯を苦しみ通すかもしれないのです」（Kane 1988, p. 272）。

代理出産の依頼者であるアレックス・クチンスキ（Alex Kuczynski）は、超音波写真に「代理」母の名前が記載されていることについて二〇〇八年に次のように書き、ケインの見解を裏付けている。

……彼女の名前が消えて、私の名前に置き換わればいいと思いました。こんな気持ちを締め出そうとしても、私にもうすぐ子どもができること――ただその子が産まれるのは誰の目にも明らかに私の子宮からではないのですが――を他の人に伝えるときは、私はときどき自分が老いぼれで、乾ききっていて、女ではなくなってしまったように感じるのでした。まるで「石女」を表す緋い「石」の烙印が押されているかのように、です。

子どもたちに与える影響は、あまりにしばしば無視されるか過小評価されている。『バースマザー』(1988, pp. 253-257) の中でケインは、自分たちの弟を失ったことで苦しみ、トラウマを抱えた彼女の子どもたちの悲痛な様子を記している。娘のローラは「両手で顔を覆い、『私は決して弟を抱っこできないのね』としくしく泣きました」。息子のジェフリーは「赤ん坊の写真を見ては、『赤ちゃん、いなくなっちゃった』とその小さな顔を悲しみに曇らせています」。

産みの母たちは、別れを告げる前に子どもを抱かせてもらえないこと、わずかの間でもその子を抱きしめたり、手渡すときにすすり泣いたりすることも許されないことによる、打ちのめされた感情を表現している。姉妹のために子どもを産んだシェリーは、このように語る。

私が愛し、自分の中で育てて産んだあの子のいない状態で帰宅したとき、私が感じた悲しみの深さを言い表すことはできません。まるで子どもを亡くしたかのようでした……私はこの子を私自身の子であるかのように、愛さないわけにはいきませんでした。だってそうなんですから……その日、彼らの車が砂利道を走り去るのを見ながら、私は置き去りにされてただ舞い散るだけの土埃になったような気分でした（Ekis Ekman 2013, p. 187)。

『こわれた絆』の経験談は、絆の形成、愛着、子どもへの切望について、初期の「伝統的な」代理出産の事例に見られる感情を反映している。別の女性、ラッシェル・ベイカーの事例では、「代理」母を務めるのは三回目だったが、二〇〇九年に産んだ双子を手渡すことができなくなり、決心を翻してしまった。裁きは迅速だった。エクマンが記録しているとおり（2013, pp. 188-190)、ラッシェルは悪魔、魔女、邪悪そのもの、売女にも及ばぬ最悪、そして（奇妙なことに）「赤ん坊売りの尻軽」と呼ばれた。従順でない産みの母は「恥知らず」とみなされる。彼女たちは不可視の「妊娠保有者」の立場から踏み出した。もう黙ってはいない、服従などしない、言いなりにはならない。

耐えがたい痛み、耐えがたい空しさ

寄稿者のブリトニーは、喪失経験の後、精神科の診察を受けて抗うつ剤と抗不安薬を服用している。あわせてストレスと不正出血への対処としてホルモンを制御するべく、避妊ピルを服薬している。

マリーアンヌはいまやＰＴＳＤと産後精神病を抱えており、そこには気分の激しい浮き沈み、うつ、自殺念慮、不安と日常的なパニック発作が含まれる。代理出産したことを深く後悔し、誰かが同じことをするのを思いとどまらせるために書いている。

「利他的な代理母」であるオデットはこう述べる。

この代理出産に関連して起こったことのすべてが私にはとても悲しく——怒りさえ感じています。私は裏切られ傷つけられたと感じ、自分の遭遇した事により、いまだに心身ともに苦しみ、重い睡眠障害を抱えています。病院でミッチェルを引き渡したことを一日たりとも後悔しない日はありません。彼が生まれた後、彼のために闘い抜かなかったことを悔やみます。彼のことを考えず、大丈夫かと心配しない日など、一日もありません。

赤ん坊の新たな法的、社会的環境は、その子にとっての生物学的な実体が破壊されたうえで構築される。代理出産によってつくられる「近代家族」は、母子の二者関係を犠牲に勝ち誇っているのだ。この二者関係の破壊は、母と子の双方に永続的な深い傷を残す。

この本の寄稿者——その痛ましい記憶を託してくれたことに私たちが深く感謝する女性たち——は、米国、英国、カナダ、インド、オーストラリア、ロシア、ルーマニア、ジョージア、そしてハンガリーに住んでいる。当初、彼女たちは他者を助けようとして、誰かの嘆きを喜びに変えようとして、あるいは単に家計をやり繰りしようとしていた。だが決まって、彼女たちは自分が産んだ子ども（たち）から分断される。そしてしばしば、肉体的、情緒的に病んで捨て置かれる。

身ごもり、出産したことのあるどの女性とも同じように、妊娠と出産は彼女たちを変えた。代理出産は未完の務めにとどまる。女性たちは癒されない悲嘆、自分が受けた欺瞞や嘘についての多くの苦々しい思いに、もがいている。彼女たちは喪失を受け入れることで、そのトラウマから立ち直ろうとしている。いまも法廷で闘っている女性がいる。生まれてすぐ、ほんのつかの間だけ抱いた子どもに、二度と会うことはないだろうと知っている女性もいる。彼女たちのような他の女性たちが、グローバルな代理出産産業の餌食にならないことを願い、全員が勇気をもって声を挙げている。

ミシェルはそれをこう表現する。

私は、血縁があろうとなかろうと他人のために妊娠することを、他の女性に決して勧めません。彼らがあなたにどんな約束をしようと、それは実現されないのです。女性が赤ちゃんを身ごもりながら、生まれる子を抱いたり、母乳をあげたり、おむつを変えたり、耳元で愛情のこもった言葉をささやいたりしたいと思わないなんて、想像もできません。

その子どもの親が誰かに関係なく、その赤ちゃんを体内に宿した女性は、その子とのつながりをもちます。愛情を感じないふりをするのは、ただ無知だからなのです。結果的には、女性が傷つくでしょう。代理母になるかどうかを考えているすべての女性にお伝えします。お金のためでも、自己充足の幻想のためだろうと何だろうと、別の方法を探してください。それによって、あなたはあなた自身を傷つけるだけでなく、おなかの赤ちゃんまでも傷つけることになるのです。

寄稿者たちにとって、自分の経験を公にすることは努力の要ることであった。代理出産（そして卵子「提供」）契約にはしばしば、秘密を守ることを求める条項が含まれ、それが当事者を沈黙させる効果を上げている。そしてインターネットは、代理出産の暗部をさらす経験談を歓迎しない。それは幸福な家族と私心のない天使の物語を揺るがすからである。

私たちは赤ちゃん売買を正当化するこうした試みに挑戦する。痛ましく、不都合であっても、世界は女性たちの経験に耳を傾ける必要がある。

この話を共有するたびに、ほんの少し楽になります。恥ずかしさは人を沈黙させます。自分の経験を話すごとに、私は、私の声と魂を少しずつ取り戻しています。私に起きたことを自業自得だと考える人がいるのは知っています。多くの人からまさにそう言われました。その人たちにはこの話をしていません。自分の話や自分の身に何が起きたか——私がした決断からその結末まで——を共有するのは、私が経験した悪夢のような状況から何か良いことが得られるのを望むからです。（マギー）

私たちはフェミニストとして、女性たちの経験に敬意を払い、そして必要な変化をもたらすために行動しなければならないと信じている。私たちは『こわれた絆』を、集団行動という古典的な活動と見なしている。私たちは、自分たちが経験した感動と同じくらい、あなたの心もこれらの顧みられない物語に揺り動かされることを願っている。**あらゆる形態の代理出産が廃止されるのを見ようと、私たちは決意している。**「おわりに」ではこの産業へのグローバルな抵抗運動を紹介する。

ジェニファー・ラール
メリンダ・タンカード・リースト
レナーテ・クライン

原注

1　私たちは「代理」母をカッコで囲んで表記している。「代理」という言葉を使うことは、子どもを九か月の間体内で育て産む女性を、非人間的に表現するものだと考えているからである。私たちは卵子「提供」にもカッコをつけている。卵子提供は危険な医療行為であり、精子の採取の容易さとは比較にならないからである。もちろん、精子の採取のしやすさが、「提供」精子から生まれた子どもがいまなお生物学的な親から切り離されている事実を変えるわけではない。

2　一四人のベトナム人女性が、タイの代理出産組織から救出された。だまされたのだという女性もいれば、ビザを没収されてしまっている女性もあり、当局職員の見るところ、強姦されている女性もいた。施設内は一日二四時間厳しく管理されていた。女性たちはただ識別番号で呼ばれていた（Thaivisa.com 2011）。

3　体外受精のリスクと商業化、低い成功率は、多くの批評家や専門家によって説明、議論されている。たとえば、二〇〇八年のクライン（Klein）、二〇一八年のウィンストン（Winston）の著作を参照のこと。

4　これらの言葉は、『売春の語り——性売買を生き残るための物語』（Norma and Tankard Reist, 2016）の中の言葉を思い起こさせる。女性は、自分にされていることを楽しんでいるふりをすることで、それを耐えて生き延びるのである。

5　CBC Network (2018). #Big Fertility: It, s All About the Money. Watch at (https://vimeo.com/ondemand/bigfertility/289386333)

6　生殖技術の優生学的な基盤は、『果敢な出産——医学的優生学に抵抗する女性たち』が暴露している（Tankard Reist ed.2006）。

7　たとえばオーストリアでは、動物虐待防止法（一九八六年）の条項により、ニュー・サウスウェールズ州政府（二〇〇九年）とヴィクトリア州政府（二〇一八年）で、そのように定められている。

8　Joey Tremblay, CBC News, November 28, 2018 (https://www.cbc.ca/news/canada/saskatchewan/surrogate-new-dads-baby-born-regina-1.4922384)

9　『善き代理母になれるかどうか知るための五つの方法』Mian Azhar, November 30, 2018, (https://goodmenproject.com/parenting/five-ways-to-know-if-youd-make-a-good-gestational-surrogate/)

10　*Donor Conception Support Group of Australia* の一九九七年の著作、またロアバック（Lorbach）の二〇〇三年の著作を参照。

11　二〇一八年、あるオランダ人男性は自分が提供精子によって生まれたことを知った。父親探しをした後、彼はその提供者が「スーパー精子ドナー」であり、自分にはオランダ国内に少なくとも六〇人、世界中には一〇〇〇人のきょうだいがいる可能性があることを知った（du Cann and Petkar 2018）。

12　ケインは後に娘のハイディと再会し、養子縁組と代理出産の両方の結果として彼女が耐えてきた苦しみを認めている。

訳注

＊1　原文は reproductive autonomy　本概念の日本での用法に合わせて訳出した。

＊2　原文は right to bodily autonomy

＊3　代理母のこと。原文は gestational carrier　この用語については「訳語と訳注について」を参照されたい。

＊4　同書には邦訳書（ケイン、一九九三）が存在するが、本章では既訳を用いず新たに訳出している。

戻れない血の契約

キャシー（カナダ）

インターネットで代理出産のことを知りました。代理母のためのサポートグループにも参加しました。私はグループの活動に夢中になり、メンバーの女性たちを家族のように感じていました。毎日、メンバーの胚移植や妊娠検査に関する書き込みを読みました。自分がこのグループの一員なのだと思うと心が躍りました。グループの間でのやりとりに、悲しい話は一切出てきません。誰もがハッピーで陽気でした。私はもう、とにかく早く代理母になって、家族を築くお手伝いをしたくてたまりませんでした！

そのカップルと何度か電話で話した後、私たちはついに一緒に取り組むことを決めました！　男性カップルを助けようと思った理由は、私が子どもたちの唯一の母親であり続けられるからです。子どもには必ず母親がいて、私がその母という存在になれるのです。

そのカップルは感じが良く、私たちは実際に会うことになっていましたが、彼らにはあまり時間の余裕がなさそうでした。私たちは全員カナダ国内に住んでいましたが、地理的には離れていたので、電話でコンタクトを取り合っていました。

契約を結んだ時点でも、私たちはまだ直接には会っていませんでした。私たちが最初に話してから、約一年が経過していました。彼らはいつもとても忙しそうでした。男性の一人は一〇時間ほど離れたところに住んでいて、もう一人はメキシコで海外勤務をしていました。そこで、私たちはこの計画をただ前へ前へと進めていきました。私は心理検査を受け、通りましたが、本当は合格すべきではありませんでした。私は代理出産の手続きが始まるのを待っている間に自分の子どもを流産してしまい、まだそのショックから立ち直っていませんでした。また、これまでずっと考えないようにしてきた自分自身の育ての母との問題もあり、本当はそれにしっかり向き合っておくべきでした。でも、もう代理出産に同意していたので、これが終わるまで待とうと自分に言い聞かせていました。そうして、もう一人自分の子どもを産み終えてから養母との問題にも対処しよう、と。

依頼者カップル側でのトラブルが続き、すべての手続きが長引いたため、計画は非常にゆっくりとしか進みませんでした。二人は以前、彼ら自身の友人の一人を代理母として選んでいましたが、その人は契約を破棄したそうです。さらに、卵子提供者になるはずだった別の友人も、採卵のためにメキシコに行くのが嫌だとかで、ドナーを辞退してしまったのです。

依頼者の二人がメキシコのクリニックを利用することにしたのは、性別選択を希望していたからです。カナダでは男女の産み分けが禁止されていますが、メキシコのクリニックではそれが可能でした。

私はカナダを出てメキシコに行くのは少し心配でした。メキシコに行ったことはないし、海外での医療問題についても耳にしていましたから。でも彼らは、すべてうまくいくよと私を安心させました。

結局、彼らはメキシコで見つけた匿名の卵子ドナーを利用することになりましたが、結局はそれも問題だらけでした。卵子ドナー問題を解決するとともにドナーと私のホルモンサイクルを合わせるための調整に何か月もかかりました。こうした問題のせいでプロセス全体が遅れに遅れました。そしていま思えば、これらのトラブルは、私に発せられた危険信号だったに違いないのです。

しかし私は、たいしたことではないと結論づけ、すべての障害を無視していました。何でもないことを心配する自分がちょっと馬鹿だっただけで、何も心配はないと思っていましたし、大丈夫、すべてうまくいくと自分に言い聞かせていました。

メキシコに着いたとき、ついに依頼者カップルと初めて会いました。私自身は彼らに悪い印象をもたなかったのですが、付き添って来てくれた友人は、あの人たちは自己中心的で面倒な要求ばかりしてきそうと言って、気に入りませんでした。しかし、私は依頼主たちが単にいらいらしていて、私に対しての第一印象を良くしようと気を使いすぎていたのだろうと勝手な解釈をしていました。

依頼者カップルは、二人のうち一人の精子だけを使うことにし、さらにぎりぎりになって性別選択はしないと決めました。予定では、受精五日目の胚を二つ子宮に移植することになっていました。このすべてのプロセスのために私がメキシコに滞在したのは、たったの一日でした。

家に戻り、自宅で妊娠検査薬を使える日を待ちました。移植後四日目に妊娠検査薬が陽性になり、私は跳び上がるほど喜びました！　代理母サポートグループにもすべての経緯を話し、それはもう、ええ、本当にわくわくしました。依頼者カップルにも話したのですが、どうもおかしなことに、彼らはちっともうれしそうではありませんでした。彼らは単刀直入に、妊娠を確証する血液検査の結果を待っています、と言っただけでした。私の血液の数値は妊娠確定値をゆうに超えていて、私はまた胸を踊らせました。ところが依頼者の二人は相変わらず喜ぶ様子もなく、淡々としていました。まるで私が小包か何かを送っていて、それに「それはよかった、了解です。また進捗状況を知らせてください」とでも答えているかのような態度だったのです。

妊娠陽性反応が出てから一四日目、ついに私は超音波検査を受けることになりました。検査は滞りなく終了し、なんと私が双子を妊娠していることがわかったのです！　私はそのときも飛びあがるほど喜びましたが、依頼者の二人は相変わらず、妊娠の知らせにほとんど関心がないようでした。彼らが電話をかけてきたのはほんの数回ほどで、超音波検査に至っては一度も立ち会いにも来ませんでした。なぜ来なかったのか、私にはわかりません。私はいつも、彼らがスケジュールを調整して立ち会えるよう、かなり余裕をもって予約日時を伝えていました。私は、未来の両親となる依頼人たちのほとんどが、少なくとも一回は代理母との検査に参加したがるものだと思っていました。

二週間後、再び超音波検査を受けましたが、またしても彼らは来ませんでした。そしてこの検査で、三人目の赤ちゃんが見つかり、私はひどい衝撃を受けました。妊娠一〇週目にして三つ子だと言われたのです。さらにショックだったのは、赤ちゃんたちが三卵性だったことです。つまり、クリニックがミスを犯して、約束していた二つの胚ではなく、三つの胚を移植していたのです。私は診察台から落ちそうになりました。依頼者の二人に電話をすると、彼らは喜ぶどころか、三つ子を妊娠したことで私を非難しました。彼らは、赤ちゃんの一人は自分たちの子ではないと言ったのです。私は彼らの残酷な態度に愕然とし、信じられない思いでした。そしてこれが、さらに悲惨な事態の始まりにすぎなかったとは、このときは思いもよりませんでした。

私が子どもを産み与えることになる彼らは、冷たく、薄情で、私に対してほとんど思いやりを見せなかったのです。医師の診察や超音波検査にも同行せず、私の健康状態にも関心を示しませんでした。彼らにとって、私は牛や犬のようなものだったのかもしれません。私は一人の人間として扱われていなかったのです。彼らは、物理的にも精神的にも私に寄り添ってくれてはいませんでした。

この妊娠は私の身体にも負担となりました。当時四六歳だった私には、二歳の子どもと成人した二人の娘がいました。妊娠七～八か月目の二か月間は、病院のベッドで寝たきりでした。

私は妊娠糖尿病と妊娠高血圧腎症を発症しましたが、これは主に私の年齢と、リスクの高い三つ子妊娠が原因でした。最後の月には私自身の命も危うくなり、救命のため一日ほど薬物による誘導昏睡措置が取られました。

依頼者カップルは出産の四日前になって初めて医師に電話をしてきて、これが代理出産のための妊娠であること、そして赤ちゃんの親は私ではなく自分たちだということを告げました。

私は三三週で緊急帝王切開になりました。それまでに、私は心臓障害を発症していたこともあり、血圧コントロールが困難になっていたのです。

私は三人のかわいい女の赤ちゃんを出産しました。三人は約三三週の早産で、それぞれ出生体重が一・五、二・五、三ポンド［六八〇グラム、九〇七グラム、一三六一グラム］だったため、およそ二か間、新生児集中治療室に入院する必要がありました。一人は重症で、早産で生まれた赤ちゃんによく見られる壊死性腸炎（ＮＥＣ）という腸の病気の手術を受けなければなりませんでした。私は子どもたちを抱くことも、面会することもできず、彼女たちの様子を知ることさえ許されませんでした。ママはあなたたちを愛しているよ、と伝えることもできませんでした。赤ちゃんたちの初めての微笑みを見ることも、初めて発する小さな声を聞くこともできませんでした。私はいまでもその事実に打ちのめされています。

出産後の二四時間、私自身も死の淵をさまよいました。人工呼吸器につながられ、血圧は上がったままでした。意識が朦朧とした状態で、書類にサインをさせられました。依頼者の男性二人が新生児集中治療室で子どもたちと面会するのを許可する書類や、赤ちゃんたちの親権を放棄する書類にも、そんな状態でサインしたのです。まだ意識がはっきりとせず、何が起きているのかさえもよく理解できない私に、あれほど重要な書類へのサインを求めるなんて間違っています。私が署名できない状態だったので、代わりに友人がサインした書類があったほどです。

依頼者カップルの二人が、病院にいる私と娘たちに会いに来ました。当時二三歳だった長女は、私が死にかけたことを彼らに説明しました。彼らの反応は、「えっと、彼女は代理出産がどんなものかはわかっていましたよね！」というものでした。彼らは、私が死にかけたことや、子どもたちが母親を失いかけたことに対して、ひとかけらの憐れみも見せませんでした。

私が二人に、産後に子宮を失い、術後の痛みに苦しんでいることを伝えると、父親の一人は自分が受けたヘルニアの手術もとても痛かった、と語りました。

こんなに残酷で思いやりの欠如した彼らが、どうすれば、この小さくてか弱い三人の赤ちゃんたちを育てる人間になれるというのでしょう？　私は、彼らが私と私の子どもたちのことを一切考えていないという事実に、言いようもない衝撃を受けました。

代理母の私が、この状況を変えるために法的にできることは何もありませんでした。自分の子を養子縁組に出すという状況であれば思い直すこともできますが、私の場合はどうすることもできませんでした。悪魔と血の契約をしてしまったようなもので、後戻りはできなくなっていたのです。妊娠四か月のときに契約を解除したいと思ったのですが、法的な助けがありませんでした。私の弁護をするはずだった弁護士は、私の利益を代弁してはくれなかったのです。依頼主たちが彼女にお金を払っていたので、その弁護士は、私たちの間に利益相反があり彼女の利益は依頼者側にあると言いました。しかし、彼女が契約書の説明をし、私にサインさせた時点では、これが利益相反とは言われていませんでした。中絶をして罪のない三人の赤ちゃんを殺す以外に、私にできることは何もないと言われました。私にそれはできませんでした。私は、身動きが取れなくなっていたのです。

私の子どもたちは買い取られ、法はそれを許可しました。私は妊娠に関連した費用の払い戻しとして二万カナダドル［一八〇万円程度**1］を受け取りました。こんなふうに、カナダという国はいわゆる利他心による無償代理出産をうまくやっているのです。

娘たちとは一時間しか離れていないところに住んでいるのに、最後に彼女たちに会ってから二年になります。痛みが消えることはありません。私はいまだに情緒不安定で、毎日このことで苦しんでいます。

私は彼女たちがハイハイをしたり、歩き始めたりする姿を見ることができませんでした。彼らの一歳の誕生日も祝えず、最初の言葉を聞くこともできなかったのは、自分の手で、赤ちゃんたちが私の子ではないことに同意する書面にサインしたからです。サインしたときは、そうできると思っていました。こんなにも私の心をズタズタにすることだったとは、知らなかったのです。いま私が抱えているこの痛みと虚しさは、耐えがたいほどにこの身を引き裂いています。

監訳注

**1　本文にはこの事例が起きた時期に関する記載がないため、原著が出版された二〇一九年四月の為替相場（一カナダドル約八五円）を用いて算出。

人生最大の過ち

オクサナ（ジョージア）＊1

＊エヴァ・マリア・バッヒンガーへの語り

母が息子の面倒をみています。私はこの先四か月、息子に会うことはありません。彼には彼なりの考えがあって、私のおなかの中にいるのは妹ではないと思っているのです。それに彼は、この子が自分にちっとも似ていないことを望んでいるのです。息子は私を器のようなもの、というか実際は、ロケットの打ち上げ機みたいなものだと思っています。

私の妊娠はジョージアの業者が管理していますが、赤ちゃんに対して唯一責任を負うのは私です。この子が病気であれば、私は受けた検査の費用を返還しなければなりません。もし障害をもって生まれたら、業者は一円たりとも払ってくれません。このように、業者には何のリスクもなく、親となる依頼者の人々にもリスクはまったくありません。自分の依頼者のことは知りませんが、その人はデンマーク出身の独身男性です。彼は私の写真を見たことがあるだけです。私はこの子がいい生活を送り、私が与えられないすべてを手に入れられるよう切に願っています。心配なのは、この子と私のつながりが思っていた以上に強いことです。実際、この子を手放すことを考えると胃が痛くなります。けれど私にできることは何もありません。事が早く済むよう願うだけです。

女の子が生まれたのに、その子の父親は来ない。彼はもう五週間も姿を見せていない。

いまは赤ちゃんがここにいるので、私はすっかりその子に夢中です。しかし彼女は引き渡さなければなりません。私にとってはひどく恐ろしい瞬間です。代理出産は私の人生で最大の過ちでした。私にはできると思っていました。絶対にもう二度と代理出産はしません。

訳注

＊1　ジョージアの法律では、無償代理出産および商業代理出産の両方が許容されている。代理出産を用いた場合、生まれてくる子どもの法的親として登録されるのは依頼者であり、配偶子のドナーや代理母には出生児の親になる権利はない（Kukunashvili, M., & M. Bjalava, 2016）。

匿名はもうたくさん
――私はどのようにして複数回卵子ドナーに仕立て上げられたか

マギー（米国）

この話を共有するたびに、ほんの少し楽になります。恥ずかしさは人を沈黙させます。自分の経験を話すごとに、私は、私の声と魂を少しずつ取り戻しています。私に起きたことを自業自得だと考える人がいるのは知っています。多くの人からまさにそう言われました。その人たちにはこの話はしていません。自分の話や自分の身に何が起きたか――私がした決断からその結末まで――を共有するのは、私が経験した悪夢のような状況から何か良いことが得られるのを望むからです。

いま私の人生には、私を愛し支えてくれる人たちがいます。私にはチアリーダーたちがついていて、彼女たちの声援は、非難や恥の気持ちによってこの話を封じ込めようとしている、私にとってどうでもいい人たちの声よりも大きく響きわたっています。私になされたことは、私の最善の利益を守ると謳っているはずの医師、看護師、カウンセラー、その他の関係者全員の評価を下げるものです。彼らは、患者の安全を守り、害を与えないと誓った医療のプロフェッショナルなのです。これは私にとっての不名誉ではありません。私は、若い女性の利他的な性質と無邪気さを利用したことなどありませんから。

かつて感じていた痛みや怒り、恐れ、とがめる気持ちは和らいでいます。いま残っているのは、教えたいという欲求と、私の話を変革の基盤にしたいという気持ちです。ぜひこの話を希望のメッセージとして役立て、他の人に、女性は子づくり商品以上の存在なのだと認識するよう促してください。

二〇〇二年に、友人を介してある女性とパーティーで知り合いました。私はそこで幼児たちを寝かしつけるシッターをしていたんです。その女性は不妊クリニックの看護師で、私は二一歳、彼女は四〇代前半でした。彼女はしばらくの間、私の趣味について尋ねてきました。おかしなところは何もありませんでした。単に私と知り合いになりたがっているだけのようでした。比較的短い時間のうちに、この女性は、私が子ども好きで、苦学生で、パートタイムの仕事をかけもちしていて、まだローンを組んでいることを把握しました。彼女は私が考えの甘い世間知らずで、自分に自信がないことにきっと気づいたと思います。当時の私と二分も過ごせば、誰でも私のそんな特徴に気づいたでしょう。出会ったばかりの女性が、私のことを美人で、知的で、有能で、多くの良いものをもっていると言ったのです。彼女は間違っていませんでした。言われたことは本当でした。それはいまも変わりません。当時違っていたのは、自分自身の価値に対する私の認識でした。私はうつ病と闘っていて、自分の身体を不恰好だと感じており、ひそかに自分のセクシュアリティに混乱し、好かれたい、周囲に溶け込みたいと必死に願っていました。多くの点で、私は他の同世代の若い女性たちとたいした違いはなかったのです。私の最大の弱点は、他人に好かれたいという願望と、良い人だと思われたいという欲求でした。これを証明するためなら、ほとんど何でもしたと思います。自分が好かれている、親切で寛大だ、他の人を幸せにしている、と言われることを切望していました。ほんの少し褒められれば、簡単に他人のために何かをするよう説き伏せられたでしょう。私が他者のためにしてあげられること――ここに自分の価値があるのだと信じていたのです。

その夜、看護師は私を褒め続けました。私の身のこなしや、知性、それに自立心。女性の権利を信じ、尊敬されるフェミニストになりたいという願い。夜通しかけて私を手なずけた後、パーティーの途中のある時点で彼女は私を脇に呼び、卵子の提供を考えてみたらどうかと提案しました。みんなあなたの卵子に大金を払うでしょう、と彼女は言い、私にまた賛辞を浴びせました。お金のためだけにそんなことをする気はない、と私は言いました。彼女の反応は、このお金で学生ローンの支払いができるし、そうすれば、大学を卒業する時の境遇がもっと良くなるだろう、というものでした。これが私の興味をそそりました。将来もっと成功するために、より早く、賢い決断をする。借金が完済でき、誰にも縛られず、借りもなくなるのです。それに、私はいま自分の卵子を使っていない。子どもが欲しくなることはないだろうと思っていました。それなら自分の卵子で妊娠できない人に、私の卵子を提供してはどうだろう？　何といっても、それは本当に寛大なことで、親切で、確実に誰かを幸せにするのです。私はそれについて考え始めました。どんなリスクがあるのか聞きました。ないも同然、と彼女は言いました。ただ、多少の不快感があるのと長時間拘束されるだけ、と。そこで私はクリニックを予約し、彼女と会う約束をしました。

私は参加の前に事前調査をしました。二〇〇二年のことです。「卵子提供」でグーグル検索すると、出てきたのはドナー募集の広告ばかりでした。二一歳の私は、こうした広告の言葉やイメージ、コンセプトが、信じられないほど計算されつくされていることを理解していませんでした。たとえば「天使になって、彼らの夢を叶えてあげよう」という言葉。添えられた画像の中では、おそらく卵子提供をしたか、提供している最中の若く美しい女性たちが、降りそそぐ日の光に顔を輝かせ、永遠の幸福を見つけたかのように見えます。一方、リスクについては何も書かれていません。ドナーに有害事象があるという研究などは示されていませんでした。そこで、私は約束どおりクリニックに行きました。そこでも同じことの繰り返しでした。私がこれをやれば、つまり卵子を提供すれば、私は愛され、尊敬されるだろうし、美しく聡明だから選ばれ、親切で寛大な人と思われるだろう。そのうえ、お金を払ってくれるというのです。しかも、起こりうる最悪の事態は、ちょっとしたおなかの張りや不快感が起きるかもしれない程度です。そこで私は、とにかく手続きを始めることに決めました。書類に記入し、検査を受けました。私の情報はドナーファイルの一つに収められ、そのうち誰かがそれを見て私を選ぶのです。

その日はすぐにやってきました。数週間のうちに例の看護師から電話があり、私が素敵なカップルに選ばれたこと、そして、あなたたちは完璧な組み合わせだとわかっていると、息もつかずに告げられました。看護師は、自分が何をしているかを正確に理解していました。私は自分がまだ断ることができるとは思いつきもしませんでしたし、そんな選択肢はまったく提示されませんでした。話があまりにも急だったので、考える余裕もありませんでした。何も約束はしていないし、どんな同意書にもサインしていないにもかかわらず、まるで私がそうしていたかのように扱われました。言葉も微妙に変わり、私のことを「ドナー」と呼び始めました。窮地に追い込まれたと感じました。私はただ、みんなが幸せになることを願っていただけなのに。

私のサインが必要な書類がありました。目の前に置かれていたのは、淡々とした文章ではっきりと書かれた書類で、この施術による副作用や既知の合併症などはないと宣言していました。私は身体を卵子提供に向けて準備するため、自分でホルモン注射をしなければなりませんでした。その薬はもともと二本のバイアル（小瓶）に入っていて、注射器を使ってそれらを混ぜ合わせる必要があり、注射の際には、さらにそこから新しい注射器で正しい分量を吸い出すのです。薬局に行って処方薬をもらう場合、相互作用や副反応、リスクについての注意書きが添付されています。しかし、ここでは診察室で医師から錠剤やバイアルが手渡されるので、薬にラベルはあっても追加情報や警告は添えられていませんでした。私は彼らを信頼していました。だって彼らは医療従事者でプロフェッショナルです。彼らを信用しない理由はありませんでした。それに彼らは私を大事にしていたのです。不妊専門医たちが卵子提供者を見るとき、何万ドルものお金をもたらす匿名の名も無い女性に見えているのだ、とわかるまでに一〇年かかりました。彼らはそうした人たちのことを何とも思っていません。ドナーたちが有益なのは、卵子が取り出されるまで。その後はゴミのように捨てられかねません。これが匿名でいることの危険性です。こうした医者にとって、使われて支払い済みになった人は、後は消えていくだけ。レシピエントにとっては、女性のプロフィールを集めたバインダーの中の名も無い写真の一枚にすぎません。

さて、このプロフィールは誰が書くのでしょうか？　これはドナー・リクルーターとドナーとの合作です。ドナー・リクルーターは非医療系の専門職で、事務処理やドナーの面接、健康診断や心理テストの日程調整などを担当し、ドナーの写真撮影やプロフィール作成も行います。彼らはドナーに卵子提供を確約させる責任を負っています。私は、自分の好きなことや興味のあること、趣味について大量の回答を記入しました。おもしろかった本、好きな食べ物、民族的背景など。書類の中の私は立派に見えました。自分がこうでありたいと彼らに言ったものには何でもなれたのです。レシピエントたちが見た私のプロフィールは、若い白人女性で、黒い髪と目をもち、細身で健康、運動神経が良く、物柔らかに話し、大学生で、いくつもの多様な趣味を持っている、というものでした。どういうわけか、何年もの間うまくいかなかったうつ病と不安症の治療については、プロフィールには載りませんでした。この治療の日々は、このときまでに私が経験した最悪の出来事だったのに。私は何度か自殺を考えたこともあります。でも、平均的な大学生とたいした違いはありません。後になって、薬物中毒や家族の病歴、家庭内での虐待を隠していたドナーの話も聞きました。

私は初めてのドナーサイクルを完了しました。採卵の後、回復室で目を覚ますと、例の看護師がそこにいました。「あなたまるでタイムズスクエアのクリスマスツリーのように輝いてる！　またあなたをドナーとして使えればいいのに」、そう彼女は言いました。私はこの言葉を一生忘れないでしょう。そのとき自分では「私は賞賛に値することをしたんだ。彼らは私を誇りに思い、私に感謝している」と思っていました。いま、彼女の言葉を思い出して考えるのはただ一つ、彼女は正直だったということです。彼女は私を再び「使う」ことを待ち望んでいたのです。

複数回卵子ドナーになるとは一切同意していないにもかかわらず、提供サイクルを一回完了することが、どういうわけか継続してもかまわないという意味になるかのようでした。それが当然だと思われていたのです。またもや私は、窮地に追い込まれたと感じました。嫌だなどとは言えない雰囲気でした。もし断れば、私はこの人たちをがっかりさせるでしょうし、彼らは私を頼りにしているのです。私抜きでは、女性たちは母親になるという夢をかなえることはできません。私は必要とされていたのです。

それから一〇年にわたって、私はさらに九回の卵子提供を行いました。これが疑問視されるような場所には近寄りませんでした。私はただ、彼らが電話をかけてきて、私が選ばれたと興奮して伝えてくる、というルーチンに陥っていました。自分が受け入れられているという温かな光を感じ、それが愛されているということだと勘違いして信じていたのです。自分が使われていることにはまったく気づいていませんでした。

回を重ねるごとに、施術は前回とは少しずつ違うものになっていきました。排卵抑制のために使うピルの銘柄が変わりました。ホルモン注射では、プレフィルド・シリンジという、針をネジのように回して取り付け、投与量に合わせてダイヤルを設定するタイプの注射器が導入され始めました。私は一度、採卵の最中にとても気分が悪くなりました。そこでそれ以降の卵子提供で医師は、私が何も感じないよう完全に意識のない状態にし始めました。卵子提供のたびに、普段はクルミくらいの大きさの私の卵巣は腫れました。一番ひどかったときは、グレープフルーツくらいの大きさにまでなりました。このとき私は妊娠五か月目のようによたよた歩き、肥大した卵巣でおなかが膨張していましたが、彼らは、すべて順調でこれは完全に正常なのだと言って私を安心させました。一か月もすると腫れはおさまり、私の卵巣はまた元のクルミサイズに戻りました。卵巣が腫れている間は触覚過敏になりました。誰にも質問されないようにぶかぶかの服を着ていたのですが、これによって恥ずかしい気持ちが増し、この素晴らしい行為は人助けのためにやっているのに、外の世界や友人や家族といった理解してくれない人たちは私を受け入れてくれないだろうという確信がさらに強まりました。私は匿名でなければならず、自分のしていることを隠さねばなりませんでした。

いくつかの出来事によって、卵子提供しているという事実は秘密にしておかなければならないのだ、という思いが強まりました——そんな出来事があるたびに、私は匿名のまま、名も無き存在でいなければならないのだと気づかされたのです。大学にいたころ、卵子提供をしていると話したことで、何人かの友人を失いました。彼らは信仰深い人たちで、私が神を演じていると非難しました。そのうちの一人は、もしカップルが自力で妊娠できなかったのなら、それは親になるべきではないという神からのメッセージなのだと言いました。私はこの信念を嫌悪し、むしろ私は正しいことをしているのだと確信を深めました。ボーイフレンドにも打ち明けましたが、すぐに別れを告げられ、家族に打ち明けると、まだ生まれていない血のつながった親族を売っているのだと非難されました。私はそのたびに混乱し、傷つき、そしてクリニックの看護師たちに対応の仕方を指導してくれるよう頼みました。彼らは、みんなはあなたがしていることができるほど強くないのだ、あなたは特別な存在で、最高の贈り物をしているのだと言って、私を安心させました。それで、私は彼らが連絡してくるたびに卵子提供を続けたのです。

そして三一歳のとき、気づくと私は、離婚していて、不妊専門医の診察室で結婚生活が破綻したと号泣し、家も失い、極度の落ち込みを感じていました。医師は、あなたを再びドナーとして使い、お金を渡しましょう、と言いました。さらに、私が警察の警官派遣センターで通信担当として働いていたので、あなたはそのまま人生を歩むことができるし、素敵な警察官と出会うことだってできますよ、と言ったのです。このとき起こるべきだったことは、こうです。本当に患者のことを考えている医師ならば、「いまがあなたにとって困難な時期だとわかります。誰だって悩むでしょう。いまはあなたにとって、再び卵子提供をするといった重大な決断をする時期ではない。カウンセラーに相談して、うつ病に取り組みましょう」と言うでしょうし、そうすべきです。しかし不妊専門医は、ドナーを患者や人間として見ないのです。レシピエントはお金を払う顧客です。ドナーはただの小さな卵子の培養器です。ちょうど搾取工場で靴を作る子どもたちのように、ただ名も無い身体が卵子を生産するだけです。ひとたび靴ができあがれば、それを取り上げ、誰が作ったかを見なくて済むよう扉を閉ざし、棚に並べて数千ドルで売りさばく。これをうんざりするほどやれば、その人たちの顔など見なくなります。目に映るのはただドルマークだけ。これを考えると、私はいまだに心に痛みを覚えます。卵子提供をしていた期間のある時点で、私が信頼し、勘違いながらも私を気に入っているのだと信じていたあの不妊専門医は、いくばくかのお金と引き換えに私の健康と幸福を危険にさらしてもいい、という判断を下したのです。私は商品だったのです。

私は一〇回目の卵子提供を行いましたが、それまでのすべてのときとは違う感じがしました。クリニックの看護師が一人、処置の間中話しかけてきて、あの医師が何か怪しいことをしているのではと疑っている、と言ったのです。彼女は具体的には言いませんでした。でも、彼女がやってきて私に超音波検査をし、私がそこで横になって泣いたり落ち込んだりしているとき、彼女はこう言いました。「彼はいつもあなたからとてもたくさんの卵子を取り出しているでしょ? あなたはもっとお金を要求するべきですよ。彼はお金を持っているんだから、あなたに渡さなくちゃ」。この言葉によって、取引が、ある意味、汚れたものに感じられるようになりました。私はあのとき、卵子提供によってもたらされるであろう良いことのためにいまこれをやっているのだ、とは感じませんでした。絶望的な気分でした。闇といかがわしさを感じました。彼らの称賛の言葉を聞いても、どんな安心感や輝きも感じる気にはなりませんでした。私の人生はばらばらに崩れ落ち、未来が見えませんでした。もはや自分が何者なのかもわからなくなっていました。

最後の卵子提供のすぐ後に、私は胸にしこりを感じました。数か月の間、私はそれが気になっていましたが、しこりが大きくなっていくのを見るうちに、何でもないと自分に言い聞かせていましたが、しこりが大きくなっていくのを見るうちに、ますますそれが頭から離れなくなりました。私は最終的に、かかりつけ医のところに行きました。彼女は私にマンモグラフィーを受けに別の専門機関に行かせました。その結果、そこでは何でもないと言われました。あなたはまだ若いので、乳がんのリスク要因はないのだと言われたのです。しかし、しこりはまだ成長しています。しばらくしてからまたかかりつけ医のところに行き、彼女に、このしこりが本当に気がかりだと伝えました。彼女は私に、前とは別の専門機関にマンモグラフィーと超音波検査を受けに行かせました。そこでもまた、何も問題はないと言われました。かかりつけ医と私は、この結果に満足しませんでした。彼女は私を乳腺外科に送り、生体組織検査（生検）を受けさせました。この乳腺外科医はパンチ生検を行ったのですが、これは、いままで私が感じた身体的苦痛の中でも最悪の痛みでした。彼女は中空の針を手に取り、しこりの上に、私の場合は乳首の横に置きました。針は皮膚としこりに突き刺され、生検用に一部が取り出されました。二四時間後、彼女は私に、あなたは乳がんですと告げました。さらに一週間後には、エストロゲン受容体陽性で転移性のある浸潤性乳管がんのステージⅣだと告げられました。乳がんは骨や肝臓にまで転移していました。末期がんでした。

私は友人や家族に電話しました。話した全員が同じ質問をしました。どうして？　なぜ、三二歳のあなたが末期乳がんになるの？　私は健康でした。うつ病でしたが、身体的には健康だったのです。食べ物には気を遣い、運動をし、お酒はほとんど飲まず、ドラッグはやらず、たばこも吸いませんでした。私は身体のことはちゃんとしていたんです。ではどうして私の身体はこんな暴動を起こしたのでしょう？　どうしてがんが発生し、こんなに速く広範囲に拡がったのでしょう？

家族や友人は、卵子ドナーになったことが影響しているのではないかと疑っていました。私はそれを信じたくありませんでした。私は彼らの指摘にこう言って反論しました。「そんなことない、彼らは医者だもの。あの人たちは私にリスクについて知らせなければならないし、リスクはないと保証したんだよ。医者が患者に嘘をつくはずがない」。ただし、不妊専門医は、インフルエンザやアレルギー、あるいはそれこそがんの治療をする医者という言葉から私たちが期待するような意味では本当の医師ではないのです。不妊専門医はほとんど規制を受けていない業界の人間です。現在でも、不妊専門医に対する実際の「推奨事項」は、一人のドナーを六回以上使用しないことという提言のみです。けれども彼らを止める人は誰もいません。卵子ドナーは卵子提供にはリスクがないという主張を提示されますが、これは卵子提供やドナーの研究で証明されているからではなく、ドナーが医学的な追跡調査や研究をされたことのない匿名の集団だからです。だから、卵子ドナーとがんとの結びつきを示唆する、直接実証されたリスクは存在しないのです。

いまあるのは、恥じる気持ちと誹謗中傷の中で名乗り出た、勇気あるドナーたちの逸話的証言だけです。彼女たちは、衰弱し、がんや脳卒中、そして自分自身の不妊という重い病を患う若い女性として、自分たちの話を共有しようと歩み出ました。「だから何?」と人々は言います。「たった数人の女性でしょ。それだけではどんな結論を出すにも十分ではないよ」と。そうだとしても、訴訟を起こしている女性や、示談になった女性、秘密保持契約にサインした女性たちはもっとたくさんいます。自分の話をする前に亡くなってしまった女性もいます。そして、匿名で卵子提供をしたために、一切名乗り出ることができない女性たちがいます。名前を出すことが許されないから、そして自分の身――自分の身体、健康、そして人生――に起きたことが不名誉だからと、沈黙させられているのです。健康で、元気で、知的で、輝かしい未来を夢見ていた女性たち。彼女たちにはもう一つ共通点がありま す。それは自分の卵子を提供すると決めたことです。

私が最終的にこれを信じるまでに、実に一〇年以上かかりました。しかし、強くて献身的な女性たちの励ましと支援、そして私自身の必死の努力と個人的な成長によって、私が二一歳のときに陥った、この虐待的で恥ずべき手口に、ようやく光が差してきました。最初の卵子提供から一六年後のいま、私は末期がんと共に生きています。このがんは、通常、出産経験のある女性が閉経後に罹患するがんです。私は閉経が近い年齢ではありませんし、子どももいません。腫瘍医と治療チームが効果があると推測した唯一の治療法は、私を閉経状態にすることでした。そこで、私は三二歳で子宮を全摘出しました。私は人生のほぼ半分にあたる間、自分の身体が自分のものであると感じられませんでした。

化学療法から四年経ったいま、私はまさに、自分の身体をありのままに愛し始めたところです。あの看護師と医師が私に嘘をつき、卵子ドナーになるようだましたとき、彼らは私の人生の一部を奪いました。私は一生、妊娠も出産もできません。私は自分の人生を何年も治療に費やし、その間にできるはずだった多くの経験の機会を逃しました。私は卵巣と子宮を失い、私の身体は性的にはもはや以前と同じようには反応しません。私は、自分がつきあいたいと思うような人に会うと、何度か卵子を提供したことを話すだけでなく、末期がんの診断とそれに伴うすべての負担についても明かさねばなりません。これもすべて、私が誰かに自分自身を利用させてしまったからなのです。

不完全な赤ちゃんを妊娠したら、使い捨てに

ブリトニー（米国）

私には四人の子どもがおり、母として大変幸運に感じています。また、周りには妊娠できずに苦労している友人や、流産や死産を経験した友人もいて、そのことが、何となくいつも心に引っかかっていました。自分の子どもを十分にもてたら、そのときには彼らに手を差し伸べて助けたいと思っていたのです。私は、卵子ドナーや代理母募集の広告を見て、もともとは卵子ドナーとして登録しました。ただ私は看護師なので、代理出産の方法や一連の流れについては、ある程度の知識がありました。そこで、やはり代理母になろう、と決めました。

そう決心をするうえで、お金は主な要因ではありませんでした。代理母になると報酬が受け取れることも、卵子提供に比べ代理出産の方が報酬額がずっと大きいことも、知ってはいましたが、それが動機ではありませんでした。もちろん、見ず知らずの人のために、無償ではやらなかったと思います。身近な人のためであれば、たとえば私に係る医療費や仕事の休業補償くらいのお金でも引き受けたか

もしれませんが、さすがに見知らぬ人にそうしようとは思いませんでした。

私が卵子ドナー斡旋業者に登録したときのことです。私のプロフィール登録を担当した女性は、別の自分の会社を始めたところでした。ちょうど代理出産を希望している夫婦がおり、私を個人的に紹介したいと考えていました。そこで、彼女は別途私に連絡を取り、その夫婦のために代理母になることを考えてみてほしい、と言いました。でもそれは、私自身よく考えて決めなくてはならないことでした。私にそんなことができるのか。子どもを宿し、その子が生まれたら手放すことができるのか。それでも、その夫婦がどれほど赤ちゃんを欲しがっているかを知り、また、自分自身は十分に家族を築けたと感じていた私は、そうだ、彼らのためにやろう、と思いました。こうして、私は決心したのです。


最初に私が登録した斡旋業者の支店は［イリノイ州の］シカゴにありましたが、私の地域を管轄としていたのはミシガン州にいる担当者で、その人が私に連絡をしてきました。また、依頼者の夫婦も、州外に住んでいました。

まずは電話で、依頼者の夫婦とお互いにどんなことを望んでいるのかを話し、その後スカイプで話し、それから実際に彼らに会いました。そのときには、私は医師のスクリーニングをすべて完了していました。その夫婦は、子ども一人の妊娠であれば三万ドル、双子であれば四万ドルを支払うと申し出ました。そして、私たちは契約書にサインしました。

彼らはドナーから提供された卵子と精子を使用したので、遺伝的には彼らの子どもではありませんでした。男性が不妊症ではないことは知っています。彼は、前妻との間に一二歳の子どもがいますが、すでに五〇歳と高齢でした。女性の方はそれまでにがんを患ったことがあり、服用中の薬が子どもに先天異常を引き起こす可能性があったため、自分の卵子を使うことができませんでした。そのため、依頼者夫婦はより良い遺伝子を求めて、ドナー精子とドナー卵子を使用したのです。

実は二つの胚を移植して双子を妊娠することに同意していたのですが、凍結した胚を解凍したところ、生存していたのは一つだけでした。医師はその一つの胚が急速に発育しているとみて、その胚だけの移植を即急に決めるよう私たちに迫ったので、結局は胚一つを移植しました。

私は一度目で妊娠しました。六週目の超音波検査のときには、依頼者の女性と斡旋業者の担当者が来てくれました。それは、いわば私たちの絆が深まった瞬間で、超音波で初めて胎児の心拍を確認しました。依頼者の女性と業者の担当者は、体外受精のリスクを考慮し、赤ちゃんが順調に育っているかどうかを確認したいから、念のために一二週目の超音波検査を受けてほしいと言いました。

一二週の超音波検査で、胚が分裂していて、一卵性双生児を身ごもっていたことがわかりました。そして、二人の赤ちゃんがおなかのところで癒着していることも判明しました。二〇一七年一一月のことです。思いもしない突然の衝撃で、私たちはそれに対処せざるを得なくなりました。

契約書には「中絶条項」があり、私はすでに、子どもに障害が見つかった場合には妊娠を終わらせることに同意していました。

医師によると、このタイプの双子の場合、通常は肝臓と腹部、または肝臓と腸を共有しているので、肝臓と腸の分離手術がうまくいき、その後、正常に発育しさえすれば希望も持てるだろう、とのことでした。

ところが依頼者の夫婦は、四日間考えた後、私に中絶するよう告げました。

私はショックで頭が真っ白になりました。このタイプの異常はたいへんまれなことで、それが私に起こるなんて……私はなんて楽観的だったのでしょう。私は、すべての結論が出ていたわけではないので、依頼者の夫婦も妊娠の継続を希望すると思っていました。そこで私は、ハイリスク妊娠を扱う周産期専門医を含む医療関係者にセカンドオピニオンを求めました。その結果、このケースでは赤ちゃんたちは普通の健康的な生活を送ることができる、と言われました。医師たちは、一八週にさらなる検査を受け、外科チームに会うよう勧めました。

私は、自分が中絶することはないとわかっていました。ただ、医学的にも法的にも、あらゆる選択肢を検討することに時間を費やしていました。契約書に目を通してくれる弁護士を探したり、他の医師に意見を求めたりしていました。

この間、斡旋業者に支えてもらっているとは微塵も感じませんでした。斡旋業者の担当者は、依頼者側の立場でした。彼女は私にこう言ったのです。「ブリトニー、あの夫婦は障害のある赤ちゃんを望んではいません。当然、何か問題を抱えるような、手術が必要であるような赤ちゃんを受け入れるつもりはないのです。私も息子が自閉症で、とても大変な思いをしています。あなたは、こうした子たちが生まれた後のことも理解しないと」。完全に、彼女は中絶を希望する依頼者夫婦の味方でした。

ひどいことです。私は彼らのために自分の身体を酷使し、彼らのためにハイリスク妊娠もいとわず、仕事も休み、子どもたちとも離れて過ごしていたのに。それなのに、おなかの赤ちゃんが五体満足でないとわかった途端、私は使い捨てにされたのです。

さらに悲しいことに、一四週で行われた超音波検査では、赤ちゃんの心拍停止が確認されました。私は、それ以上ないくらいのショックを受けました。そのころ、弁護士からは良い知らせがあり、医師からもまだ希望があると言われていたので、私は［中絶条項の入った］契約と闘いながら赤ちゃんを引き取ることまで考えて、すべてが良い方向に進んでいると思っていました。そのため、赤ちゃんたちの心拍がなくなっていると知ったとき、それは代理母である私にとっての喪失であり、依頼者夫婦の喪失ではありませんでした。

翌日、医師が陣痛を誘発し、掻爬はせずに自然分娩で赤ちゃんたちを出産しました。二人は男の子でした。

この出来事以来、依頼者夫婦も業者も、一度も私に連絡を取ろうとはしませんでした。私が必要なケアを受けられているかどうかを尋ねられることも、一切ありませんでした。毎月の支払いはすぐに止まりました。

自分が代理母になろうと決心したときのことを振り返ると、本当に、私はもっとよく調べておくべきでした。代理母になることを決めると、みんなポジティブな素晴らしい話ばかりを聞き、悪いケースについては調べようとも思わないのです。どんな問題が起こる可能性があるのか、そして、もし問題が発生したときに、契約は自分に有利に働くように交わされているのかどうか、聞くことさえも考えませんでした。私が経験したのは、事が悪い方向に向かい始めたとき、私に有利なことは何一つなかった、ということです。身体的にも精神的にも被害を受けたのは私であり、契約に縛りつけられていたのも私であり、それはとても衝撃的でつらい事実でした。

斡旋業者と提携している医師は、もっと詳しく説明すべきだったと思います。確かに「そうですね、子どもが亡くなることもありますよ」とは言われていました。でも、医師たちはしっかり時間をとって、起こりうるシナリオを提示することも、それがどう私に影響し、どう契約に反映されているかを説明することもありませんでした。これほど生命に関わる契約をする際には、もっと詳しく説明すべきだと思います。

もう二度と代理母になろうと考えることはないと思います。赤ちゃんたちを失うという体験は、精神的にあまりにもつらいことでした。私が代理母になった理由の一つに死産を経験した女性たちのことがあり、それがどんなものなのか、私には想像も及びませんでした。しかし、自分自身がその喪失を知ったいま、あれほど肉体的にも精神的にも耐えがたい体験をもう一度することなど、私にはとうていできないでしょう。

私の子どもたちは全員、赤ちゃんたちのことを知っていて、私と同じくらい気にかけていたと思います。「ママのおなかの中にいる双子の赤ちゃん」の話をしたり、いつも私に「赤ちゃんはどう?」

と聞いてきたりしていました。その赤ちゃんたちが産まれてくることがないのだと知ったとき、子どもたちはひどく動揺しました。八歳の娘は、双子が亡くなった一週間後に天使の絵を描き、「天国にいる赤ちゃんたち、寂しいよ」と言いました。このことは、幼くても、私の子どもたちが明らかに私の喪失を理解し、悲しいと感じていたことを示しているのです。

私の家族や友人たちは、大きな支えとなってくれました。みんなが私と一緒にこの旅路に臨み、みんなが私の状況を心から悲しんでいました。子どもを亡くしたことについてだけでなく、代理母としての私の扱われ方や、このすべての状況について。私は、自分のしたことが評価されず、人間としての価値もないと言われたように感じていました。私は単に「雇われヘルパー」で、何かがうまくいかなくなれば、そうだね、あの人は道の端にでも捨てればいいよ、と扱われたような気分でした。

もし誰かが私に、代理母になるべきかと相談にきたら、私はやめた方がいいと答えるでしょう。しかし、もし代理母になることを決めたのであれば、肉体的にも精神的にも最悪の事態になったときにどう対処されるのかをよく考え、契約書で自分を守るようにアドバイスします。斡旋業者は代理母であるあなた自身の弁護士を立てると言いますが、その弁護士は業者が雇用し指名するので、結局は業者の代弁者なのです。私は、自分のことを考えてくれる人に公平に弁護してもらったとは思えませんでした。

「代理出産は女性が公正に扱われない商取引であり、法律で女性の健康を守ることはできない」と反対する人たちの見解がよくわかりました。私は出産時に出血が止まらず、止血のための注射を受けましたが、出血はなおも続きました。かなりの量の血液を失い、退院前に輸血を受けなければならないほどでした。

もし依頼者の夫婦と話す機会があれば、私がどれほど傷つき、失望したかを伝えたいと思います。赤ちゃんをあんなに欲しがっていた人たちにしては、「不完全な」二人の赤ちゃんを処分すると決めるのがとても早かった。赤ちゃんは使い捨てではなく、人間で、その彼らの命をおなかの中に感じていたのはこの私なのです。出産した後、赤ちゃんたちを実際に手の中で抱いたのも私です。依頼者たちは、このことで私が受けた影響がどんなものか理解していませんでした。私はただただ、彼らには親になる資格がないと思っています。

私は自分の体験を公にし、悪いことも起こり得ると警告し、これから代理母になろうとしている女性や、すでに代理母になっている女性に、自分の身を守る方法を教えたいと思っています。すべての人が善人ではないし、すべての人が心からの善意をもって代理出産に関わっているわけではないことを覚えておく必要があります。本当に用心しなくてはいけません。

最初私は、何か素晴らしいことをしたいと思っていました。結局、そんなに良いことにはならなかった。私は代理母になることを誇らしく思っていました。しかし、悪いことが起きたとき、代理出産は私が想像していたようなものではなく、もう、それが良いことだとは考えられなくなりました。一方で、世の中にはいまも、代理出産は素晴らしいものだ、自分は素晴らしい経験をした、と言う人がいることはわかっています。でも、うまくいかないことは往々にしてありますし、卵子提供の側面についてもよく考える必要があります。卵子ドナーは、自分の遺伝子に起きたことをどう思うでしょうか？　女性一人を助けるために自分の卵子を提供するのは素晴らしいことですが、では、「その女性は私の卵子をどう扱うのだろう？」と考えなければなりません。

代理母になることを決めてから、私はフェイスブックで代理母のグループを調べました。そこには悪いことは何も書かれていず、幸せな話や人が人を助ける話ばかりでした。フェイスブックのグループで少しでもネガティブなコメントをしようものなら、全員がその人を攻撃するのです。子どもを亡くしてからは、そうしたフェイスブックページを見るのをやめ、自分の身に起きたことについても言いませんでした。あのころ、私はあまりにも傷つき、打ちひしがれていました。否定的なコメントは見たくもなかったし、私自身がとても大変な思いをしているところだったので、すべてを削除しました。

代理母になることを考えている方に言いたいのは、いまはハッピーエンドを想像しているかもしれませんが、何かうまくいかなくなったとき、その結果を永久に抱えることになるのは、あなたです、ということ。私が死産という形で経験した喪失は、一生、私の心に残るでしょう。依頼者にとっては、遠くで起きている出来事のようなもので、この喪失に現実味がないのです。悲しいですね。

追伸　いまも私は医療ケアとセラピー治療が必要で、受け続けています。精神科医に診てもらっていて、子どもを亡くしてからのうつ病や不安発作のために、抗うつ薬や抗不安薬を処方されています。喪失のストレスによって私の身体が受けた負担と、出産後の不正出血のため、ホルモン調整用のピルを服用し、避妊せざるを得なくなっています。

知る権利なし

ナターシャ（ロシア）

＊エヴァ・マリア・バッヒンガーへの語り

私のようなロシアの代理母たちは、主に国内の地方やベラルーシ、またはウクライナ出身です。インターネットや新聞で広告を見て、業者に連絡します。多くがシングルマザーです。依頼主の親たちのために宿した子を出産する目的で、妊娠から出産までの長い月日を自分自身の子どもとは離れて暮らします。家では、仕事でモスクワに数か月間行かないとならない、とだけ説明しました。本当の理由を知っていたのは、私の母だけです。私は三〇歳で、モスクワから一〇〇〇キロメートルのところに幼い娘と二人で住んでいます。美しい土地です。緑が多く、住民は五〇万人ほどです。モスクワまで行くのに列車で三〇時間かかります。

妊娠中は、別の代理母の女性と、業者が借りているアパートに住んでいました。彼女と細かい契約内容について話すのは禁止されていました。一般的な契約ですが、依頼主である親たちの望みを尊重するため、細かい条件がいろいろと異なるのです。そのため内容は大きく違う場合もあります。予算や、中絶がイエスかノーかなども。代理母たちの間で嫉妬心などのネガティブな感情が生まれないよう、契約のことは話すなと言われていました。業者は顧客の親たちに、赤ちゃんを一〇〇パーセント保証するパッケージ契約を販売しています。赤ちゃんを手にするそのときまで、卵子提供者も代理母も何人でも利用できるのです。追加料金は一切かかりません。

子どもが誕生した場所や状況について、口外することは禁止されています。ただそこは、子どもが連れ帰られる国への移動が楽にできるよう、ヨーロッパの主要都市の一つでした。お産の内容や、万が一子どもに障害があった場合に起きることなどについて、私から意見を述べることはできません。もし何かまずいことがあれば、その依頼主の夫婦か医師が、中絶するかどうか決めます。私は何も言えません。代理出産をする前は、ウェイトレスをしていました。収入は月に一万から一万五〇〇〇ルーブル（約一五〇ユーロ）ほどでした。私の町の平均月収は二万ルーブルです。そのくらいの稼ぎでも、生活はできます。でも、余分なものは一切買えません。

依頼主の夫婦は私が選んだのではありません。業者が世界中の顧客を管理しています。私が業者に承認されたとき、その夫婦の国籍を含め、彼らのことは何も知りませんでした。その夫婦が、私のことを知りたいと希望したときにやっと、彼らの出身地がヨーロッパの一国なのだと知りました。ええ、私はとても心配でした。出産した後に、生まれた子どもを手放すことができるのかどうか。でもそのときに、この子は私の子ではないのだ、と悟ったのです。私の卵細胞は入っていません。私はヘルパーでしかないのです。ですから心の準備はできていました。子どもを渡さなければいけない、とわかっていたのです。私は、この子の親となるのが彼らであり、またそうなることが定められている、ということを知っていました。そのおかげでずいぶん楽になったのです。子どもの親となる夫婦には、出産直前に初めて会いました。それまでは、実を言えば子どもの将来を案じていました。でも、その子が幸せそうな依頼主の両親の腕に抱かれているのを見て、私の不安はすっかりなくなりました。はい、その夫婦とは連絡を取り合っています。それが契約で定められたことでしたから。もし彼らがもっと連絡を取り合いたいのであれば、私の方はかまいません。そうでないとしても、それは理解できます。将来、私自身があの子と連絡を取りたいかどうかについては、答えられません。あの子が誰なのか、私の娘にどう説明したらいいのでしょう。もしかしたらいつか、二人が大人になったら……。いまの時点では、娘は何も知りません。依頼主の夫婦とスカイプでビデオ通話をしていたところを娘が見たときには、母さんの知り合いだよ、とだけ言いました。もっとお金が要るからモスクワで仕事をしないとならない、と言いました。

報酬についてはお話しできません。秘密なのです。私が代理出産をしたその子は、いま二歳と二か月になっています。夫婦は私に写真を送ってくれ、彼らが希望すれば話をします。でもやりとりは不定期です。私はロシア語しか話さないので、コミュニケーションは簡単ではありません。いつか、あの子が私に連絡してきたら、私の方は何の問題もありません。あの子の写真はずっと大事にします。

卵子提供もしましたが、それで子どもができたのかどうかは知りません。もしうまくいったのであればうれしいです。結果がわからなくても気にならない、といえば嘘になります。でもきっと、知る権利はないのでしょう。代理出産で得たお金で、車を一台買いました。ロシア製の小型車です。また代理母になりたいかどうかは、わかりません。いまのところ予定はありません。

哀しい家族のつながり——息子に再び会えるでしょうか?

オデット(オーストラリア)

私が「代理母」になると同意したときに、一番大切だと感じたことは、私の産んだ息子とのつながりを持てること、そして、息子の人生の一部となることでした。でも、いまは息子のミッチェルと本当に再会できるかどうかもわからず、まして彼を抱きしめたり、手で触れることができるのかもまったくわかりません。

親戚のメラニーのために代理母となることに同意したとき、私は、当時二歳の息子、クリストファーと暮らしながら、フルタイムで働く母親でした。私の前のパートナーだったゲイリーと現在のパートナーのジョン、私の両親、そしてジョンの母は、みんな近くに住んでいました。

メラニーと私は遠い親戚で、私が一〇代のときに知り合って以来、とても親しくしていました。彼女は私より一一歳年上でしたから、まるで姉のように彼女を尊敬し、私たちは家族の行事で定期的に顔を合わせました。私は彼女をとても慕っていましたし、二〇〇二年のエドワードと彼女の結婚式にも参列しました。

二〇一二年、クリストファーを妊娠したとき、私は当時のパートナーだったゲイリーと連れだって、このうれしい知らせを共に分かち合おうと、メラニーとエドワードのところに会いに行きました。その家に向かう途中、メラニーに電話をすると、彼女はひどい言葉で私を傷つけ、本当に失礼な態度だったので、私はすぐ電話を切りました。私たちは彼女の行動にショックを受けましたが、それは、メラニー夫婦が子どもを欲しがっているのに、それがうまくいっていないためだと思い直しました。

メラニーは、その四か月後の二〇一二年一〇月にようやく私に連絡を取り、彼女は乳がんにかかったと言いました。彼女は手術と化学療法を受ける前に、体外受精をしてもらい胚を凍結しておくべきかどうか、私に尋ねてきました。メラニーは、自分とエドワードの間には子どもがなくても幸せだと言いましたが、もし後で気が変わった場合に妊娠できるよう、念のため胚を凍結しておけばと彼女に勧めました。

二〇一三年一月中旬、私は胎盤早期剥離による大量出血を起こし、病院に運ばれました。息子のクリストファーは、その翌日に緊急帝王切開で生まれ、私は失った体液を補充するため二回の輸血が必要になりました。それは精神的にもとてもつらい経験でしたが、幸いクリストファーは元気でした。ゲイリーと私は、メラニーとエドワードにクリストファーの後見人になってくれるよう頼み、彼らは承諾してくれました。

それから数か月の間、私たちは親としての生活に慣れるべく日々を費やしました。けれども二〇一四年七月、クリストファーが生後一八か月のとき、私はゲイリーと別れることになりました。幸い、すべては良好に進み、私たちは今日に至るまで、息子に関する子育ての責任と意思決定を共有しつつ、多くの活動を家族として一緒に楽しんでいます。

二〇一四年一〇月、私が息子のクリストファーと共に、メラニーとエドワードの家で夕食をとっていたとき、エドワードは私に話があるといいました。彼の説明によれば、メラニーはがんのため、もはや体外受精を受けられないとのことでした。彼とメラニーには一つだけ凍結保存された胚がありますが、それが利用できるのも、せいぜい後二年にすぎないということでした。彼は私に、この胚で彼らの代理母になってくれないかと尋ねてきました。彼ら二人は、私の地道な子育て、健康的なライフスタイルや食事、そして私がクリストファーに、物事の善悪について教えていた姿が良い感じだったと言いました。それで、彼らの代理母として私は最適だと考えたのだそうです。エドワードは、もし私が代理母になったら、家を購入できるように手付け金を支払うとまで申し出ました。

私は彼ら二人のため、心から喜んで代理母になろうと思いました。ちょうど彼らを助けたいと思っていたのです。自宅購入資金の申し出は拒否しましたが、私は、もし代理母をしても、彼らから私に必要な、情緒的そして物理的な支援が受けられるだろうと思って、安心しました。二人はすぐ近くに住んでいるので、定期的に私を訪れて、病院の受診にも同席すると約束してくれました。彼らのために子どもを妊娠してほしいと頼まれたことで、私はとてもうれしくなり、その子が生まれたら、私の息子にとってはかわいらしい親戚になるかもしれないと。私はずっとその子どもとつながりを持ち、その子の人生に積極的な役割を果たせると思い、それがわかったからこそ、代理母に同意しました。それが代理母になろうとした唯一の理由でした。

不妊クリニックの医師との初めての面談予約は、二〇一四年一二月の中ごろでした。初回の血液検査と診察の後で、医師は私たちに、代理出産契約書の作成には個別の法律相談が必要だと述べました。またカウンセラーの報告書も必要とのことでした。その翌日、メラニーは私が必要なお金を引き出せるように銀行口座を開設してくれました。また一月上旬に、私のために法律事務所の予約を取ってくれました。メラニーとエドワードの弁護士らは、二月に代理出産契約書を作成し、彼ら二人はすぐに署名しました。

私たち三人のグループカウンセリングは三月二五日で、それもまたメラニーが手配したものです。これが私たちみんなにとって初めてのカウンセリングでした。その日のうちに私は、メラニーとエドワードがすでに一か月前に署名していた代理出産契約書に署名しました。そのたった一回のカウンセリングだけで、カウンセラーのミアは、ごく簡単な書類を書きました。そこには私たち三人が代理出産契約を結ぶことに何も懸念はない、と記されていました。

しかし、不妊クリニックの二回目の面談で、医師はそのカウンセラーの適格性と、私たちの代理出産契約を認めた彼女の極めて簡単な書類、別名「報告書」に難色を示しました。法律上、カウンセラーは認定を受けているべきでしたが、ミアはそうではなかったのです。メラニーがクリニックに報告書を受理するよう主張するも受け入れられず、私たち三人は、五月に別の認定カウンセラーと面談しました。彼女は私たちに、グループ単位と個人単位、合わせて三時間を超えるカウンセリングを行いました。彼女はその短いセッションの後、不妊クリニックに報告書を提出しましたが、メラニーも私も、その書かれた内容を見ませんでした。妊娠四か月のとき、私がその報告書を見せてほしいと頼んで初めて、それを見ることができました。そして二人目のカウンセラーは、私たちが胚移植に進む前に、さらにカウンセリングを受けるべきだと助言していたことを知りました。けれどもこの助言は、私を担当する不妊治療の専門家から無視されたのです。この報告書を受け取った不妊クリニックは、胚移植の施術を決定し、八月にそれを実施する運びとなりました。

七月、胚移植の準備として投薬を開始するため、私は不妊クリニックを訪れました。投薬について詳細な説明は一切なく、その副作用や、それが大量投与であることについての説明もありませんでした。自分は適切にケアされていると信じていたので、私は処方について尋ねることもありませんでした。

胚移植は八月三日になされました。メラニーが私と一緒に来院しましたが、彼女はとても心配していました。私は楽観的で、すべて大丈夫よと彼女を元気づけていました。移植した後の数日間、メラニーとエドワードのどちらからも連絡が来なかったことに、私は呆然としました。私は彼らにとって大切な存在ではないのかもしれないと感じるようになりました。一〇日後に彼らと連絡が取れるようになるまで、私は無視されていたような気がしました。

私の次のクリニックの受診は八月一八日でしたが、メラニーとエドワードが時間をとってくれなかったので、私の母と息子が一緒に来てくれました。そのとき私は、自分が経験した吐き気、嘔吐、頭痛などの、高プロゲステロン症状からくるひどい副作用を医師に伝えました。自分で調べてみたのですが、オーストラリアやニュージーランドの他の施設の場合と比較して、投与量が極めて高いことを知りました。しかし医師は私の訴えを完全に無視し、投薬計画の見直しを拒否しました。私は彼の管理下にいることがとても不安になりました。なぜなら、私の自然な状態での妊孕性は高いのに、不妊の女性として扱われたように感じたからです。

家へ戻る途中にクリニックから電話があり、妊娠四週目だと告げられました。私はメラニーにこのことをじかに知らせるため、母や息子と一緒に、花束とカードを買いました。ところが、私がメラニーにその素晴らしいニュースを伝えて抱きしめると、彼女からは「今日はこのことに費やす時間がないの」と言われ、がっかりしました。

自分では薬の副作用に対処できないので、私は自分の判断で不妊クリニックを変えました。二番目のクリニックの医師は、当時起こっていた不正出血を含め、私の副作用をとても真剣に捉えてくれました。妊娠初期には、メラニーは電話を三回もかけてきて、私に向かって、赤ちゃんは死にかけているし、私が流産しかけているよと言いました。クリニックの検査結果から、子どもは確かに元気だと私は確信していましたが、彼女はそれを信じようとしませんでした。メラニーは、私の転院にも反対していました。私はかつて家庭内暴力が原因で流産を経験したので、この三回の電話に、本当に憤りを感じました。一度も妊娠経験がない女性が私に対し、あなたは流産すると冷酷なことを言うなんて。当時の私の気持ちや私の健康に対する配慮など一つもありませんでした。

最初の超音波検査のときにメラニーは、どうせ子どもは亡くなるだろうと言い、手渡された超音波画像を受け取りませんでした。エドワードが後に私に打ち明けたのですが、私の妊娠に対してメラニーは悲観的な感情を抱き、私が彼らの子どもを妊娠できたのに、彼女はできなかったという事実を受け入れられなかったのだそうです。本当のところ彼自身は子どもを望んでいなかったのですが、すべてメラニーが考えたことだとも話しました。この話すべてに私は怒りを感じ、とても悩みました。

妊娠週数が進むにつれ、状況はますます悪化しました。私がクリニックを受診するために自分が休みをとるということに、エドワードはいら立つようになりました。それで、私はほとんどの受診を自分だけで行くようになりました。同じ年の後半、私は事実婚の相手であるジョンと家屋を購入したので、彼らに引っ越しの手伝いを頼んだのですが、それも断られました。彼らは、ほんの数か月前までは、私の自宅購入の手付金を払ってあげるとまで言っていたのに。こうした態度の変化をまったく理解できず、私の心は傷つきました。そのころ、私が妊娠しているのは男の子だと判明しました。メラニーは、とてもがっかりした様子で、自分は女の子が欲しかったと言ってきたのです。彼女のそうした利己的で、自分が特権を持つかのようなふるまいに、私はとても困惑しました。

妊娠する前には、メラニーが私や私のおなかの子を見捨てるということなど、私は思いもよりませんでした。けれども胚移植が終わるや否や、彼女は私たちから距離を置くようになったのです。私は当初、彼らは子どもを欲しがっていると思っていたので、なぜそうするのか理由がわかりませんでした。いま思えばメラニーは、私に妊娠を頼んだものの、それを実行している私を恨んでいたのです。なぜなら彼女自身は妊娠できないのだから。妊娠の全期間を通して、私は言葉による暴力や、心理的な虐待の標的となっていました。

私たちは、ミア（適切な認定を受けていないとはいえ、私たちはみんな、彼女を好きでした）のカウンセリングを何回か受けていました。メラニーによるひどい扱いを受け、私は個人的にミアに、代理出産契約を結んだことを後悔していると打ち明けました。ミアがメラニーにそのことを伝えたので、これが私たちの論争の種になりました。その結果、電話で私たちは言い争いとなり、メラニーは、口汚く罵りました。そのとき、私は彼女のためにこの代理出産をしているのに、メラニーの口から一度も「ありがとう」という言葉を聞いていないことに気づきました。私たちの関係がストレスになり、また、嘔吐などの極端なつわりが続くため、私は言い争いの電話の後、中絶について尋ねようとクリニックに電話をかけたほどです。クリニックの方からは、次回の受診のときそのことについて話し合いましょうと言われました。これはメラニーとのひどいやりとりの結果、勢いでしたことだったので、私は二度とこの考えを次の行動に移すことはありませんでした。それは、私が決して実行するつもりのない、一時的な思いつきだったのです。しかし私は、メラニー、エドワードそして私の三人の間にある、いまや有害な関係に、本当に追い詰められていました。産科医はエドワードに、メラニーの悪行から私と赤ちゃんを保護する必要があると、厳しく言い聞かせました。妊娠中の強いストレスは、胎児に有害で、一生影響を及ぼすリスクがあると説明してくれました。私はいったいどうすればこの問題を解決できるだろうかと悩みました。

一二月の中ごろ、メラニーから連絡があり、彼女とエドワードが訪問してもいいかと聞かれました。私は、妊娠一二週以降、メラニーと会っていなかったので、承諾しました。メラニーは、彼女の精神的な問題を解決するため何か支援を受けたに違いない、そして彼女は、出産までの残りの時間を私と一緒に楽しく過ごしたいのだろうと考えていました。訪問の日程はメラニーが決めたのですが、やって来たのはエドワード一人だけでした。メラニーはどこかと私が尋ねると、彼女は頭痛で来られなかったと言われました。そのころ私は、相変わらずずっと気分が悪い状態で、頭痛や嘔吐も続いていました。私は一人で三歳の息子の世話をし、家庭を切り盛りしながら、おなかの子どもを育てていたのです。生まれてくる赤ちゃん用のギフトの包みを、メラニーにあげてとエドワードに渡しました。でも、それを受け取ったという知らせも、お礼の言葉もありませんでした。何をやっても私たちの関係がほとんど良くならないので、私は本当にがっかりしました。私の妊娠はメラニーにはとてもつらすぎるから、彼女は私と距離を取ることにしたんだよとエドワードに言われました。

数日後、私は司法省からメールを受け取りました。そこには、メラニーから私たちの間の紛争解決を依頼する申し立てがあったと書かれていました。これは私をひどく苦しめました。その二日前、エドワードが訪ねてきたのに、この件に一言も触れなかったからです。これはクリスマス休暇中のことだったので、私は一月下旬まで弁護士の面談予約を取れませんでした。その間、メラニーは私のために開設した銀行口座を空にしました。そのことは［通院する車の］燃料代からクリニックの検査代まで、すべて自分で支払うことを意味しました。私はすでに以前からいろいろと支払ってきましたが、今度はさらに自腹を切る経費が増えて、家計はとても苦しくなりました。そのとき私の弁護士は、かつてメラニーとエドワードが同意した私の弁護士費用も、おそらく彼らは払わないだろうと言いました。私はこの先どうなるのかわからずとても心配になり、仮に代理出産契約がとん挫した場合に備えて、オープンアダプション*1の選択肢があるかを話し合うため、クイーンズランド州の養子縁組局に連絡しました。

妊娠二八週目の超音波検査を受けるちょうど二日前、予想外にもメラニーから電話がありました。彼女は、妊娠中、私が彼女に失礼な態度をとり続けていると言いながら、怒鳴っていました。私は彼女の相変わらず否定的な態度や、おなかの赤ちゃんは死ぬだろうという言動が私とおなかの赤ちゃんを不安にして、それがストレスだと伝えようとしました。彼女の延々と続く話を私はスピーカーフォンで聞いたので、パートナーのジョンも全部聞いていました。それでも私は、最後の妥協案のつもりで、今度の超音波検査にメラニーとエドワードも立ち会ってみてはと提案しました。その当日、エドワードが一人でクリニックに来院しました。私がメラニーはどこと聞くと、彼女は外で待っていると言うのです。産科医に呼ばれたとき、エドワードは外に出てメラニーを呼び、彼女も診察室に入りましたが、私を見ようともしませんでした。すると医師は、この後も彼らをずっと一緒に同席させることが、私や赤ちゃんの健康にとってよくないと判断し、彼らに退室を促しました。私は医師とバースプランについて話し合いましたが、帝王切開を勧められました。メラニーは、自分がこの話し合いに参加できないことに憤慨していました。彼女とエドワードは病院に何度もメールを送りつけ、私のバースプランをじゃまするために私の個人データを使用してログオンし、産後の入院予約を、勝手により小さい部屋に変更しようとしました。私は病院側に対し、私の個人情報を彼らに漏らさないでほしいと頼みました。メラニーに個人データを使われ、さまざまな情報を取られることに、私は言い知れぬ恐怖を覚えました。

二月、私の弁護士からメラニーとエドワードにあてて、赤ちゃんが生まれるまで、私はこれ以上彼らと連絡を取りたくないという文書を送りました。双方の弁護士の間で、調停についてのやりとりが何度か交わされましたが、相手方の弁護士は、出産前に調停をしても自分たちには何も役に立たないと判断しました。

三月までに自己負担額は約四〇〇〇豪ドルとなり、私の負担は増える一方でした。以前にも増して弁護士間のやりとりが続きました。彼らを通じて告げられたのは、すべての費用は子どもをメラニーとエドワードに引き渡し、「メラニーとエドワードを親権者とする」親子関係確認命令に私が同意署名した後に支払われるということでした。もし私が子どもを引き渡さなかったり、親子関係確認命令に同意しなかった場合には「訴訟態勢」に入るだろう、ともありました。このような話は、出産予定日のちょうど一週間前に届いたので、法的訴訟を持ち出して脅迫され、私は本当に動揺しました。

私はまだ養子縁組という選択肢を検討しており、クイーンズランド州の養子縁組局が、この件について話し合うため私を訪ねてきました。私にとって最も重要な問題は、子どもとのつながりをもち続けることでした。それで、もしこの養子縁組を進めるならば、子どもの養親を選ぶうえで私は重要な役割を果たす立場になれると言われました。

私の息子は予定どおりの帝王切開で、二〇一六年四月一一日午後二時に生まれました。体重は健康的な七ポンド九オンス［約三六〇〇グラム］でした。エドワードとメラニーから花束を受け取りましたが、私にとってそれは、彼らが自分たちの面子を保つための形だけの贈り物にすぎませんでした。私は母に、その花束をメラニーに返して彼女に出産費用を支払うように言って、と頼みました。それでも私はエドワードとメラニーが、院内で子どもと一晩を共に過ごすことを承諾しました。

出産の翌日、私は帝王切開の術後で動けなかったため、赤ちゃんを私の病室に戻してと頼みました。息子は私のもとに戻りましたが、ほとんど何も衣服を身に着けていませんでした。私に子どもの服を持たせたくないばかりに、メラニーは赤ちゃんに服を着せなかったのです。そして帰ってきた彼はひどく大きなゲップをしていました。

出生時のカルテから、彼は誕生直後の二四時間、ある銘柄の粉ミルクを与えられましたが、その後、他の銘柄に変えられていたことに気づきました。助産師に聞くと、メラニーが子どもを迎える準備をしておらず、その日の午後にようやく粉ミルクを持参したからと教えてくれました。私はこのことにとりわけ狼狽しました。妊娠一二週のとき、メラニーは、死産に終わるから子どもを迎える準備は何もしないと言っていたからです。弁護士からメラニーとエドワードに、準備は整っているかどうかを確認する法律文書を何度か送ってもらったのですが、そのとき彼らは準備できていると答えていました。でもこれは、彼らが赤ちゃんのために何の用意もしていなかったことの証明でした。

生まれた息子は、二日目の晩を私と過ごしましたが、子どもが私のもとにいる間、メラニーは子どもの安全が心配だと言って警察に電話したことを、翌日、病院スタッフから聞きました。私の弁護士は緊急調停を要請するメールを送りました。同じ日、ある女性がやってきて、病院のベッドに寝ている私を裁判所へ召喚しようとしましたが、弁護士が代わりに応じました。そして私は、自分が児童虐待で告発されたことを知ったのです。私はそのような悪意の不実な申し立てがなされたと知り、愕然としました。いったいどこから、そんな話が出てきたのでしょう?

それでもなお、次の二晩も息子と私は一緒に過ごしました。裁判所調停の審問は、四月一四日午前一一時に設定されました。私はまだ入院中だったので、審問は電話で行われました。私は九か月間おなかの中で育てたこの子の権利を求めて争うべきか、あるいは、長男と家族とを優先すべきかについて決断を迫られました。ジョンは赤ちゃんを自分たちのところに引き取り、私たちの子として育てようと言いましたが、私たちに法廷で争う経済的余裕などないことは明らかでした。そして、この妊娠を取り巻く、あらゆる否定的関係と緊張から離れ、養子縁組による新しい家族の中で新生活を始めることが、息子にとって最善かもしれないとも考えました。

四月一五日、家庭裁判所は、「二〇一〇年クイーンズランド州代理出産法」で認められた親子関係確認命令の申し立て*2をメラニーとエドワードに許可するという暫定命令を出しました。四月一四日の調停でこの合意に至りました。メラニーとエドワードは、子どもの名にミドルネームをつけず、ミッチェルと呼ぶことを要請し、さらに子どもは私の姓を引き継ぐことになりました。私は彼の生母として出生証明書に記載されるのですから、当然のことでした。四月一五日、メラニーとエドワードに子どもを引き渡すため、看護師がミッチェルを連れに来たとき、私にはそれが子どもの最善の利益とは思えず、それに同意しませんでした。でも、私はクリストファーに必要なことを最優先しなければならず、クリストファー、ジョン、そして私と一緒にミッチェルが安全に暮らし続けられるため、家庭裁判所の紛争に大金を費やす余裕などなかったのです。ミッチェルの世話に役立ててと私が彼らに渡した子ども用品は、衣類を除いてすべて戻ってきましたが、そこにはメラニーのメモがあり、「私たちの子どもに、あなたがどれほど素晴らしい人かを伝えるね。彼が大きくなったら、きっとあなたに会いたいと思う」と書かれていました。期待していたとおり、私はミッチェルの人生に大きな関わりを持てると見込んでいました。

出産後の内部感染と出血のため、私は三クールの抗生物質を投与されました。六週間は車も運転できず、出血は一二週間続きました。帝王切開された箇所はクリストファーのお産のときとは異なっていたので、新たな傷痕をまた自慢して見せました。けれども私が最も心配したのは、ミッチェルの健康のことでした。二〇一六年四月一五日のあの日、病院で彼が連れていかれてからずっと、私は彼に会ったり、抱きしめたり、触れたりすることもできません。産後四か月のとき、卵巣がんの恐れがあると知り、私の心の傷はより一層ひどくなりました。そのがんは、妊娠中に処方された薬が原因だったかもしれません。不正出血は二〇一七年七月までずっと、一年以上にわたって続きました。出産して以降、四回の超音波検査と二回の子宮頸がん細胞検査を受けました。

メラニーとエドワードは、私が送った請求書のいくつかに支払いをしましたが、彼らが私に支払うべき金額にはほど遠いものでした。それなのに彼らはミッチェルについて何も知らせず、彼がどのくらい大きくなったか、予防接種は受けたかなど、健康状態について尋ねる私のメールに返事もくれませんでした。私は写真が欲しいと伝えましたが、一枚ももらっていません。二〇一六年の母の日に二人からカードを受け取りましたが、ミッチェルの名前は露骨に省かれていました。形だけのカードなど、私には不誠実としか思えませんでした。

七月、メラニーとエドワードが私に対し、自分たちと接触を断つよう求めていると弁護士を通して知りました。私はただ赤ちゃんがどうしているのかを知りたかっただけなので、本当に気が動転しましたし、私は完全に無視された存在でした。八月に送った一通のメールで彼らに尋ねました。「ミッチェルはどうしてる？　ハイハイしてる？　私は彼が幸せに暮らしているか、どうしているのか気がかりです。それを知らせてくれたらうれしいのだけど。私があの子を産んでから、ずいぶん体重も増えたでしょう。おなかのママからの抱っこと、愛情を送ります」。このメールへの反応がまったくなかったので、私は気が気でなくなりました。

その後、私は二人が裁判所の命令や彼の出生証明書の記載に反して、ミッチェルの名前をキーランに変えたことを知りました。私が子どもの名付けをすることは、明らかに二人の希望だったというのに。私の生んだ息子が名前のことで混乱するのではと思い、本当に心配しています。しかし、この困難はその後に続く悪夢のような訴訟手続きのほんの一つにすぎませんでした。

弁護士らを介して、カウンセラーのウェスト氏が、「代理出産法」に基づく親子関係確認命令を取得するうえで必要な報告書を作成しました。彼女は二〇一六年八月にメラニーとエドワードに会い、翌九月に私と面談しました。親子関係確認命令の目的は、子どもの親権を私からエドワードとメラニーに移すことでした。新しい出生証明書では、ミッチェルでなく、もう一つのキーランという名で発行されることも意味します。私はウェスト氏と会うことを余儀なくされました。私の弁護士は、もし彼女と会わなければ、私が非協力的だとみなされるだろうし、メラニーとエドワードの弁護士は、親子関係確認命令不在のまま家庭裁判所の訴訟手続きを進めてやると脅しているけれども、彼らにはもはや家庭裁判所の訴訟を進める方法しか残されていないだろうと言いました。私には出産から続く医療問題による未払いの費用や、もちろん法的費用もかさみ、数千ドルの借金を抱えていたにもかかわらず、このような事態が生じました。ウェスト氏は、メラニーの弁護団からの脅迫にはまったく気づいておらず、ミッチェルからキーランへの名前の変更も知りませんでした。メラニーとエドワードは面と向かって話し合いながら、彼女に嘘をついていたのです。

二〇一六年一二月に、宣誓供述書によって家庭裁判所に提出されたウェスト氏の報告書は、これを反映していました。そこにはメラニーとエドワードが、私の家族の海外旅行費用を支払ったという嘘の申告も含まれています。もし彼らがそれを支払っていたら、これは「代理出産法」により、全オーストラリアおよびクイーンズランド州では犯罪となる「商業代理出産」にあたります。それは信じがたい嘘の証言で、私は海外旅行がジョンの収入から支払われたことを示す証拠を弁護士に提示しました。

この訴訟のことを知った私たちの親戚の中には、メラニーとエドワードが支払うべき金額を代わりに支払うと申し出た人もいました。彼らにとっては問題解決のつもりでしょうが、それはむしろ私を傷つけるものでした。メラニーはこれまでずっと、そして私への負債を払わないと決めているいまでさえ、私よりずっと恵まれた生活なのです。そんな彼女の代わりにお金を払おうとする人がいるなんて。私はその申し出を断りました。

次の数か月は、弁護士やカウンセラー、医療者らの電話や文書が断続的に入りました。私は電話やメールを通して、ミッチェルの近況を知らせてもらおう、そして私が払った費用を返してもらおうとしましたが、エドワードとメラニーのどちらからも連絡はありませんでした。ミッチェルについて何の情報もないことが、私の心に重くのしかかり、彼がどんなふうに世話されているのかと心配になりました。私と連絡を取るかわりにあの二人は、代理出産契約について争うため、家庭裁判所に訴訟提起しようとしていたことがわかりました。彼らは、私の産みの母としての基本的人権をはく奪できる命令が得られるだろうと考えていたのです。

私はミッチェルの人生の一部でありたい、そして彼にクリストファーと一緒に私の家族の一員でいてほしいと常に願っていました。ミッチェルに、私が彼を捨て去ったのではないこと、つまり私は彼を愛し、大切に思っているということをわかってもらわねばならなかったのです。あの子とのつながりを保持する支援を得るため、私は子ども連絡サービス（Child Contact Service）に登録しました。しかし、もし家庭裁判所がメラニーとエドワードに有利な判決を下したら、子どもの人生に関わりをもつという、事の始まりから私に付与された約束事さえ却下されるかもしれないという見通しに直面しました。家庭裁判所での訴訟を避けるため、親子関係確認命令申請書にサインをした方がいいと脅されているように感じました。けれども赤ちゃんについて何も知らされず、費用も支払われないまま、その申請書に署名をすることはできませんでした。とはいえ、それを裁判所で闘って解決するという考えに、私は震えあがりました。正しい答えなどないのです。そのうえメラニーは、総額一万二〇〇〇豪ドル［約九六万円］にものぼる弁護士費用も払わないまま、私の弁護士を訴えようとしたので、弁護士からはこれ以上、弁護人を務めることはできないと言われました。私は完全に見捨てられたと感じました。二〇一六年一〇月までには、かかりつけ医に抗不安薬を処方してもらっていました。あの子について何の情報も得られなかったので、私はメラニーとエドワードに再びメールを送りました。私が受け取った回答は、もうこれ以上連絡を取らないでほしいという弁護士からのメールだけでした。

　私の産んだ子ミッチェルに会うことも、彼がどうしているか知ることもできず、私は心に深い傷を負いました。クリストファーと私は、妊娠中の数か月間、いつも彼に話しかけ、彼との心の絆を築きながら過ごしました。裁判手続きが中断していたので、私は法律上の母のままでしたが、彼の写真さえ見たことがありませんでした。病院でのつらい出来事の二〜三か月後、ミッチェルがメラニーとエドワードのもとで最初に過ごした晩に何が起こったのかを知らせるため、一人の看護師さんが私に連絡をくれました。このことがきっかけで、病院スタッフは児童相談所に連絡を取り、報告書を送ったそうです（それを病院の経営者が撤回したので、何も起きませんでしたが、看護師の懸念は、後の裁判書類の中で裏付けられました）。その懸念とは、ミッチェルに直接肌を合わせて抱っこするカンガルーケアを、メラニーが拒否したことでした。ミッチェルが泣きやまなかったので、エドワードがソファに飛び乗って自分のシャツをはだけ、「だったら俺がやるよ」と言ったそうです。この話を聞いたとき、私の不安発作が引き起こされました。私はそれから――そしていまもなお――息子が愛されていないのではと、ひどく恐れています（しかも看護スタッフがメラニーに関して報告した問題は、このことだけではなかったのです）。

このころ、家庭裁判所が事件の一端として、ミッチェルの遺伝的な親についての正確な証拠を必要としていることを知りました。妊娠当時を思い返し、受胎のころに私はジョンと性交渉をもったことに気づきました。そのときに初めて、もしかしたらミッチェルがメラニーとエドワードの遺伝的な息子ではないかもしれないと考えるようになりました。この可能性の影響はとてつもなく大きいものでした。これは、法律問題をますます複雑にし、私たちに関わるさまざまな弁護士たちが、私たち全員がＤＮＡ検査を受ける意味があるかどうか、さらに誰がこの検査費用の全額を払うべきかについて議論しました。子どもの遺伝的由来が不明確であることによって私の状況はますます困難なものになり、私の弁護士たちは、次の裁判手続で何が私にとって有利な方法なのか指示することができなくなってしまいました。二月に検査結果がわかるまで、私たちは全員が固唾を呑んで待ちました。そして、メラニーとエドワードが子どもの遺伝的親であることが確認されました。けれども私は依然として、ミッチェルの人生の一部でありたいと思いました。血肉を分けて育てたのはこの私にほかならない、つまり、私こそが彼の生母なのです。彼が病院で連れ去られてから、彼に会うことも、写真を見ることもできないまま、まもなく一年になろうとしています。

二〇一七年二月、DNA検査結果が判明した後に、私たちの審理が家庭裁判所で行われましたが、ようやく判決が言い渡されたのは二〇一七年九月になってからでした。それは衝撃的な内容でした。エドワードとメラニーにミッチェルの独占的な親権が与えられたのです。しかし皮肉にも、出生証明書には、私が生母であるという記載が残りました。とはいえ私は、メラニーとエドワードの同意なしに彼に会うことは認められませんでした。出生証明書の名前はミッチェル、ジュニア、彼が呼ばれていた他のどの名前でもなく、キーランに変更されました。以前の二〇一六年四月一四日の裁判所命令にもかかわらず、彼らは子どもの名前をすでに改名していました。私に対しては、彼を世話したり、連絡したり、会いに行ったり、さらには彼の写真を見ることも含め、息子に対する一切の権利が認められませんでした。実は、ミッチェルが生まれた後、私は子育てに関わることを拒絶されていましたが、それが裁判では、私の主張への反証として利用されました。もとの契約では、子どもと交流を持てるはずでしたが、実際はそれが拒否されていたので、裁判所は、私とミッチェルに継続的な関係があることを確認できませんでした。これが結果的に、エドワードとメラニーが完全に独占的な親権を得るうえで有利となりました。子どもと私が、生まれた後の三晩を共に過ごした事実は何も考慮されませんでした。裁判の聴聞において、私たちは、メラニーが一度ならず、彼女自身と私の命を危険にさらし、地域の病院の精神保健病棟に入院したこともわかりました。メラニーは、幾度となく陥った神経症により、床の上で暴れまわっていたのだそうです。さらに、彼女は自宅に備えた銃を使える状態でした。この女性が、ミッチェル／キーランを世話する唯一の人であることがわかり、非常にやりきれない思いでした。

奇妙なことに、裁判官はまた、ミッチェル／キーランが産みの母である私と何ら接触をもたなくても、彼の人生にはほとんど支障がないとの判断をしました。その一方で彼の出生証明書に私の名前が載ってもそれは問題ないと。彼が将来、私のことを知り、真っ赤な嘘が述べられると考えるだけで、胸をかきむしられる思いがします。私が彼を捨てたのだと捉えてしまわないよう願うばかりです。

代理出産と継続するストレス、そして子どもが生まれた後のトラウマが原因で、ジョンと私は別れましたが、おそらくこれはそれほど不思議なことではないかもしれません。この代理出産に関連して起こったことのすべてが私にはとても悲しく——怒りさえ感じています。私は裏切られ傷つけられたと感じ、自分の遭遇した事により、いまだに心身ともに苦み、重い睡眠障害を抱えています。病院でミッチェルを引き渡したことを一日たりとも後悔しない日はありません。彼が生まれた後、彼のために闘い抜かなかったことを悔やみます。彼のことを考えず、大丈夫かと心配しない日など、一日もありません。

代理出産に関する法令や規則を読んで、子どもの権利保護が最優先だとわかりました。私のような「生母」が不当に利用されてはならないこともです。しかし、まさにそれが、私の身に起こったことなのです。

産みの母と継続的な関係をもつことで、赤ちゃんはより良く成長することも学びました。他の代理母の経験から、生まれた子どもたちは、決して産みの母を忘れず、その絆は生涯にわたるものだと知りました。子どもに関する多くの法律は、子は産みの（両）親との継続的な関係をもつべきことに言及しています。法律もまた明確に、子どもは代理母と可能ならできる限り継続的な関係をもつべきだと述べています。

二〇一七年九月の衝撃的な判決の後、私は何が起きたのかを整理しようとしていました。ただ一つだけ良かったことは、新たに私のために闘い続けてくれる、素晴らしい弁護士を見つけたことでした。その弁護士は、私の息子と私に対して、はなはだしい不正義がなされていると確信し、すべてをプロボノ［無報酬でなされる公益のための弁護活動］として行ってくれています。次の段階として、家庭裁判所の裁判官の決定について控訴することになりました。

二〇一八年一月、原審の裁判官がエドワードを子の父として出生証明書に記載することを認めた法的前提について控訴するため、私たちはオーストラリア家庭裁判所の大法廷に出廷しました。私たちの法解釈では、彼は単なる精子提供者にすぎないからです。

審問でメラニーとエドワードの法廷弁護士は、私がすでに発生した訴訟費用と将来の訴訟費用の両方を支払うべきである、あるいは、もし原審裁判官の判断に誤りがあったと判明した場合には、連邦政府にその費用を支払ってもらいたいと主張しました。私の法廷弁護士が、私は公的扶助を受給するシングルマザーであり、弁護士自身はプロボノ活動として私を弁護すると裁判官に申告した後であったにもかかわらず彼らはこのような要求をしたのです。相手方の弁護士には審問前にこの情報が伝わっていましたが、彼らはそれにはおかまいなしに、支払いを要求してきました。

控訴院は二〇一八年三月に評決を下し、原審の裁判官の判断に誤りがあったとされました。私たちのケースは再審理されることになりました。訴訟費用の問題も議論され、控訴院の裁判官たちは、訴訟費用はメラニーとエドワードが負担すべきだと認めたのです。内容は次のようなものでした。

結果的に控訴は成功したが、その根拠は、双方の当事者の提出書類では提起されていない論点であり、下記でも提起されていない点に基づいている。いずれにせよ、控訴人はプロボノで弁護されており、控訴が成功した場合の費用支払いは求められていなかった。

控訴と再審理のための費用証明書が求められたが、両当事者が該当する法的要件を扱うことを怠った結果として裁判手続きが失敗に終わった状況に、公的資金が投じられるのは適切ではない。

二〇一八年五月、提出すべきすべての法的議論の時系列を確認するため、私たちは原審裁判官による審問を受けました。私の法廷弁護士は、「二〇一〇年クイーンズランド州代理出産法」と一九七八年の「子どもの地位に関する法律」に依拠した強力な法的争点を提示して、エドワードは、子どもの事実上の親にも、意思による親*3にもなりえないと主張しました。けれどもメラニーとエドワードの法廷弁護士は、ジョンが子どもの生物学的な父ではないこと、（私の法廷弁護士が無償のプロボノとして従事することを再び指摘して）訴訟費用が不当であること、そして私が単に怒りの感情からこの訴訟を行っていると主張しました。

しかしクイーンズランド州ではすべての弁護士が、とりわけ特殊な事情の場合にプロボノ活動を行えるのです。私のケースがクイーンズランド州法で最初の事例だとするなら、私へのこの支援はまったく適正なものだったのです。

メラニーとエドワードの弁護士らは、ミッチェル／キーランの出生証明書に遺伝的な両親の一方が記載されることが、彼の最善の利益にかなうのであり、その出生証明書に記載されるのが私の名前「のみ」ならば、彼は将来、混乱するだろうとも主張しました。子どもと産みの母との関係を抹消すると、子どもが精神的あるいは情緒的な問題を長期に抱えうると、多くの国際的文献で証明されている事実を、彼らは忘れてしまったようです。私はミッチェル／キーランの最善の利益が、始めから無視されていると考えます。

二〇一八年八月、裁判官が判決を書面で伝えました。裁判官は私たちの主張すべてを退け、精子提供者エドワードは、ミッチェル／キーランの出生証明書に父親として記載されるという、彼の原審の決定を再度支持しました。クイーンズランド州のさまざまな法律は実に矛盾しているため、裁判官は、エドワードがミッチェルの出生証明書の「父」とされることが、子どもの最善の利益だという信念に基づいて、その決定を下したのです。さらに裁判官は、私たちがした不服申し立ては成功すべきではなかったと考えるとも述べました。

メラニーとエドワードが承諾しない限り、私は息子と会うことはできないという原審裁判官の最初の命令は、いまも有効のままです。出生証明書には産みの母として私の名前が残されています。でも、子どもに会ったり、抱っこもできないのはもちろん、産んだ子の写真を見る権利さえない母。なんて悲しい冗談。

以上が、私たちの訴訟の結末ですが、私の弁護士は、クイーンズランド州司法長官に、この決定がまったく不当なものだと訴えると約束してくれました。

私はいまなお二万豪ドル［約一六〇万円*4］の医療費と訴訟費用を払ってもらえないままです。そのうえ、もっとひどいことに、産んだ息子が一八歳になるまで、私は彼に会える見通しもなく、深い後悔と終わりのない悲しみのうちにとり残されるのです。そのときになれば、息子は出生証明書を取り寄せ、産みの母として記載された私の名前を見つけてくれるかもしれませんが。

私は家族の安全に不安を感じ、引っ越しをしました。というのも、私にはそれが唯一の選択肢だと感じたからです。私のいとこはまだ私の人生を台無しにするつもりです。彼女はさらに私と私の友人を苦しめようと、私の名前を使ってソーシャルメディアのアカウントを作ったのです。これにより彼女は罪を犯していますから、私は刑事告訴の手続きをしました。でもそのとき私は、このことでクリストファーと私の安全が脅かされるのではと感じました。少なくとも今回の件のすべては、警察署に記録されています。

ミッチェルに関するたよりを得られず、彼がどんな様子か写真すらもらえないとわかり、私の心は悲しみに満ちています。私は、彼にいろんな物を贈り続けるつもりです。彼には届かないかもしれないけれど、メラニーとエドワードは、私が何も努力しなかったとは決して言えないでしょう。

人々が「ああ、無償の代理出産なら大丈夫ですよ。問題があるのは『商業代理出産』の方だから」と言うのを聞くと、私は叫びたくなります。オーストラリアの中で、子どもをもてなかった親戚を助けたいと思い、親族間の代理出産に乗り出したのは、私だけではありません。私はそれを愛情から、そして私の長男が特別な「親戚」と一緒に成長できるようにと、代理母になったのです。私が純粋に申し出た人助けは、私のこれからの人生に影を落とす、信じられないほど残酷な仇として返されました。私は産んだ息子を放棄するよう強制されたのです。

誰であれ、女性に対し、愛から代理母になるべきだと私から勧めることがあるでしょうか？　もはやありえません。私の話を聞けば、九か月の間赤ちゃんを育て、その子を産み、その後何年も、何の知らせも、会うことさえもなくなるようなことを女性に頼むのは、間違っているとわかります。女性として私たちはもっと良い扱いを受けるべきです。私たちは赤ちゃんを孕むだけの存在ではなく、たくさんの愛を与えることのできる人間なのです。

残念ながら、私がこの悪夢から立ち直ることはないでしょう。私は毎日、会うことも触れることもできない息子のことを考えています。クリストファーも、赤ちゃんがどこにいるのか、なぜ彼に会えないのかわからずに悩み、私に尋ねるのです。私は彼に包み隠さず、何が起こったのかを話します。ただ名前は使いません。私のおなかの二つ目の帝王切開の痕もまた、毎日のように自分が失ったものを思い出させます。不安やうつはいうまでもなく、いまの私はトラウマ的な経験にさいなまれています。代理出産によって、かつては仲の良かった私たちの家族はバラバラに引き裂かれました。この、いわゆる奇跡のことは誰も話しませんし、なぜ私がミッチェル／キーランの人生から切り離されているのかと尋ねる人もいません。それは私たち家族にとって知られたくない秘密なのです。息子が真実を知ったときに、彼が何を思うか、そしてどんな嘘をつかれるか、私は心配でなりません。いとしいミッチェル、永遠に私の心にいる息子、あらんかぎりの愛をあなたに。

訳注

＊1　原文は open adoption　実親と養子縁組家族とが、縁組成立後も交流を保持する制度。
＊2　親子関係確認命令（parentage order）は、出生した子どもの親権譲渡をするため、裁判所が発令する命令である。代理母、その配偶者、依頼者の同意のもとに発令される。
＊3　代理出産の現場では、依頼者を「意思による親」（intended parent）と呼ぶことがある。クイーンズランド州の「代理出産法」でも intended parents が使用されている。
＊4　二〇一八年の為替相場年間平均（一豪ドル約八〇円）を用いて算出。

■解説　オデット（オーストラリア／クイーンズランド州）

法律による規制

連邦制度をとるオーストラリアでは、国立保健医療研究審議会（National Health and Medical Research Council：NHMRC）が「生殖医療に関わる医療及び研究に関する倫理指針」（Ethical Guidelines on the Use of Assisted Reproductive Technology in Clinical Practice and Research）を策定し、連邦レベルでの基準が示されている。同指針により商業代理出産は禁止され、無償代理出産のみ実施可能である。

本事例の舞台となったクイーンズランド州は、二〇一〇年「代理出産法」において、対価、供与、営利目的の商業代理出産を禁止し、非営利目的の「無償」の代理出産のみを認めている[1]。しかし同法律が、代理母の金銭負担への補償を十分に規定していなかった問題を解決すべく、二〇一六年三月二二日に改正法が成立した。オデットの代理出産契約は旧法の有効期間内に結ばれたことから、自己負担分の費用の払い戻しが裁判の争点となった。

親権譲渡の仕組み

クイーンズランド州では、代理出産の依頼者が生まれた子の法的な親となるには、裁判所から親子関係確認命令（parentage order）を得る必要がある。同州「代理出産法」（二〇一〇）第一二条（一）では、親子関係確認命令を「第三章に基づく代理出産協定の結果、出生した子どもの親権を譲渡するため、裁判所が発令する命令」と定めている。発令の前提として、それが「子どもの最善の利益」でなければならない（同法第二二条（二）（a））。

親子関係確認命令を得る場合、代理母、その配偶者、依頼者等の同意が必要である（同二二条（e）（iii））。申し立ては少年司法裁判所（Children's Court）に行い、子どもは、生後二八日以降六月以内であること、また親になりたい依頼者が連続して二八日以上子どもと共に生活していることを要件とする。

代理母オデットに起きたこと

オデットは、子を切望する親戚を救う気持ちに加え、生まれた子どもを交えた、より親密な親族関係を築きたいと考えて、無償代理出産に臨んだ。金銭的な報酬は求めなかったが、「助け合い」の範囲で支援が受けられることを期待していた。しかしいったん妊娠が成立すると、依頼者との関係に亀裂が生じ始める。産後には関係がさらに険悪化し、複雑な紛争へと発展した。

関係を悪化させた要因の一つが、依頼者の代理母に対する感情の変化である。同じくオーストラリアの「ロブ」の手記にも表れるように、依頼者は妊娠した代理母に負の感情を抱く。オデットの事例でもおそらくその感情ゆえ、依頼女性は新生児を迎える準備をできないばかりか、自宅で暴れ回るほど、不安定な精神状態に追い詰められたことがうかがえる。

代理母オデットは出産し子を引き渡した後、依頼者との関係悪化により経済的な困難を抱えた。健康被害に加え一連のストレスを原因とする精神障害を被り、パートナーとの関係も破綻してしまった。

無償代理出産は、当事者同士の信頼と良好な人間関係を前提に実施される。しかし妊娠・出産、そして子の引き渡しといった一連の変化は、それぞれの立場にいる当事者に、従来とは異なる新たな感情を生みだす。オデットがより良い人間関係を求めて行った代理出産は、皮肉にもそれを破壊する結果となった。彼女のもとに残ったのは、生後五日で別れてから会うことはおろか、写真を見ることさえかなわずにいる、わが子への痛むような愛情である。

注

1　この法律で、ある代理出産が商業的（commercial）とみなされるのは「代理母が、代理出産のために負担した実費への償還以外の支払い、謝礼、その他の実質的恩恵を受けた場合」である（第一〇条）。もし違反した場合には、最高一〇〇処罰単位の罰金または禁固三年の刑となる（第五六条）。なお二〇一六年時点での一処罰単位は約一二一豪ドル。

私の代理出産が、悪夢になったとき

デニース（米国）

夫は、勤め先の会社の顧客から代理出産の話を聞きました。私たちは、これは自分たち家族を助けると同時に、他の家族も助けることができる素晴らしい方法だと考え、その計画を進めることにしました。

私は二〇一六年に中国人夫婦の代理母になり、最初はすべてうまくいっていました。二回の胚移植を受けましたが、一回目は失敗し、二回目に成功しました。そして妊娠六週目、二つ目の心拍が見つかり、「一つの胚が分割し、一卵性双胎となりました」と言われました。

しかし超音波検査で、胎児は二つの羊膜に別々に入っていることがはっきりとわかりました。二つの羊膜に入っているのに、一卵性だと言われたのは奇妙でした。私の妊娠は順調でしたが、三〇歳にして人生で初めての手術、つまり帝王切開を受けることについては、じっくり考える必要がありました。双子なので自然分娩は無理だと言われたからです。

二〇一六年一二月一二日、私は妊娠三八週で予定どおり帝王切開に臨みました。その後、双子の赤ちゃんたちはすぐに新しい「ママ」と一緒に分娩手術室から連れていかれたので、私はその子たちには会えずじまいでした。麻酔から覚め、自分の部屋に連れていってもらうと、依頼者の女性と私のケースワーカーが挨拶に来ました。私が、赤ちゃんたちの写真を見せてもらえるか尋ねると、依頼者の女性は私に自分の携帯電話を差し出しました。私は子どもたちをじっと見て、彼女にそれを返しながら、「この子たちは似ていないですね！」と言いました。

依頼者の女性は何も言いませんでした。ケースワーカーは、自分もあまり似ていない一卵性双生児を産んだけれど、大きくなるにつれてそっくりになっていった、と言いました。産後二日が経ち、依頼者のユ・ヤン（仮名）は、一日に二回私の様子を見に来ました。そのたびに、私が写真を見せてほしいと頼むので、彼女はそれがとても煩わしくなったようでした。あるとき、彼女は私に携帯電話を渡して「もうこれで満足でしょ？」と言いました。

私は強い痛みがあり、鎮痛剤を投与されていて、とてもだるかったので、そのやりとりについては何も考えませんでした。彼女が最後に訪問した際に、私は、赤ちゃんたちにお別れを言いたいから連れてきてもらえませんか、と頼みました。彼女は「たぶん無理」と答え、そのことで私は深く傷つきました。そうして、たちまち気分が落ち込んでしまったのです。なぜなら、私が、自分の健康と九か月の人生を犠牲にして彼女に家族をもつ悦びを与えたのに、彼女は私に、この子どもたちにお別れのキスをしながら幸運を祈るひとときさえもたらしてはくれなかったのですから。

後になり、私の契約書には、子どもたちが退院する前に一時間、私は子どもと共に過ごすことができると書かれていたことに気づきました。依頼者の女性はそれを守らず、私のケースワーカーも契約書どおりにすべてが履行されているかどうかを確認しなかったのです。

ひと月がたち、ようやくユ・ヤンは両方の赤ちゃんが映った写真を送ってくれました。彼女は、私に何かおかしいですか、と聞いてきました。私は「ええ、二人は似ていません」と答えました。以前、病院でそう伝えたときと同じように！　彼女は、私のからだが回復するのを待っていたそうです。赤ちゃんのうち一人がどうも中国人とは思えず、自分たちの子どもではないと確信していることを、ずっと私に知らせたかった、そして、ＤＮＡ検査の結果を待って、子どもたちを連れて帰国する許可を大使館にもらうつもりだ、と言いました。

このとき、私はパニックになりました！　約一週間後、私は、中国人依頼夫婦の夫が双子のうちの一方の子の遺伝上の父親ではないというＤＮＡ鑑定結果を受け取ったのです。私はすぐに、いったいなんとおかしなことが起こっているのか、そして、どうしてそんなことがあり得るのかを聞くため、ケースワーカーに電話をしました。彼女は何も答えられませんでした！　その子がこの中国人家族の子どもでないことは明白だったので、ケースワーカーは、すぐに子どもを迎えに行き、その子を自分の保護下に置きました。それから、私とその男の子のＤＮＡ検査の予約をしました。

私は自分の検査の予約時間に間に合いましたが、ケースワーカーは赤ちゃんを時間までに連れていくことができませんでした。それで、ほらこのとおり、まだショックと驚きから抜け出せないまま、何日も待ってようやく、**私が**この子の遺伝上の母親であるという結果を得たのです！　さらに、DNA鑑定の結果で、遺伝上の父親は私の夫だと証明されたのです！

信じられない思いと失意の中、私はどうしてよいかわかりませんでした。ケースワーカーは、私の息子を依頼者夫婦が養子縁組に出すことを私と夫に認めさせようとしました。なぜなら、彼女によると、この子を引き取る人は誰であれ、中国人夫婦に二万ドル以上を払う責任を負うからです。彼らは、私が自分の子どもを出産することに対してまで、お金を払う義務を負うつもりはない、と言ったそうです。さらにケースワーカーは、私の息子の世話で、食事やおむつ、衣服、車のベビー用シートを自腹で購入する必要があったので、その費用を返金してほしい、と私に言いました。

私たちは中流階級の家庭で、その返済に回せるお金は一銭もなく、しかも、このことが起こる数週間前に家を購入したばかりでした。代理出産斡旋業者は法定代理人を立てずに手続きを進めようとしましたが、これも契約違反でした。そして、彼らは私に、自分の子どもを渡す前に、契約書にサインするよう迫ったのです！

私はあちこちに電話をかけましたが、みんなこのような話は聞いたことがないと言って、どうしたらいいか教えてくれる人は誰もいませんでした。それは、過受胎と呼ばれるまれな出来事で、すでに妊娠している女性が重ねて妊娠するということだったのです！　業者は、検査で妊娠が確定するまで夫と性交をしない、という契約条項を私が守らなかったせいだと非難してきました。しかし、誓って言いますが、私は契約書の条件をすべて完全に守っていたのです。だから胚移植をする前に、私はすでに妊娠していたに違いありません。

私たちはやっとのことで、私の事例を引き受けてくれる弁護士を見つけました。契約書を読んだ後、彼女は、一五年間の弁護経験の中で、これほど馬鹿げたものを見たことがないと言いました。彼女は代理出産斡旋業者にメールを送り、私の子どもをこちらに渡さなければ、彼ら自身がいま以上の損害を被ることになるだろうと告げました。そしてようやく、業者から連絡を受け、息子を引き取るためにケースワーカーと会う場所を教えてもらえたのです。

このとき私たちは、このかわいそうな赤ちゃんのためのものを何も持っていなかったので、幼い子をもつ友人に連絡を取り、眠っているベビー用品がないかとあちらこちらに聞いて回らなければなりませんでした。私自身の子どもたちはすでに六歳と二歳になっていましたから。私たちは、何度か息子を取り戻す機会があったのですが、業者はいつもそれを引き延ばす口実をつくり、私たちからお金を引き出そうとしていました。そして私たちに嘘をつき、依頼者夫婦は彼らがすでに支払った代金を取り戻すために、その子を養子縁組に出したがっている、出生証明書に署名しているから彼らにはその権利がある、と言ったのです。

別のときなど、業者は、依頼主が委任状に署名をしたがらないと言いました。なんという嘘ばかり！　私が九か月半身ごもっていた子どもはもうすぐ満二か月になろうとしているのに、まだ私たちと一緒に暮らしていないのです。その事実を、私もそして私の夫も知ってから、三週間が経ちました。

私は、ひどく具合が悪くなりました——心身ともに。

息子が生後八週を迎えてようやく、私たちは息子を引き取ることができました。一方、代理出産斡旋業者のあの弁護士のせいで、私の生活はいまだ生き地獄同然でした。彼は私の弁護士に二ページにわたる手紙を書き、私についての嘘を並べ立てました。彼はまた、私たちが自分たちの弁護士費用を支払う資金を調達するために、ゴーファンドミーのアカウントを作り、寄付を募ったことについて憤慨し、私に対して苦情を申し立てましたが、その内容は真実ではありません。


取り急ぎ、いま現在の話をしましょう。私たちの息子は生後八か月。健康でかわいらしく、幸せに暮らしています。しかし私たちはいま、自分たちの弁護士費用が借金となりました。彼女に依頼した仕事はまだ完了していないのですが。

代理出産斡旋業者は、私が自分自身の子どもを妊娠したことを理由に私をずっと非難しています。これまでに私は自分なりに調べてみて、このようなことが女性には事実起こり得ることがわかりました。業者は、このことが起こるかもしれないということを、私に前もって知らせておくべきだったのです。それがめったに起きないことでも！

ケースワーカーが、もし、本来彼女がそうすべきだったように、その過程を監督し、お産の後、すぐに私に赤ちゃんを見せてくれていたら、私は、何かおかしいとすぐに気がついたかもしれません。この業者のせいで、私の息子は親とは別の女性に病院から連れていかれ、彼女がその子の出生証明書に署名をし、そして、彼に中国名をつけることになったのです。ところが、彼が私の実の子だと判明すると、子どもを三週間も人質にして、身代金と引き換えにすることにしたのです！

私の家族、私の子ども、そして私に起こったことは、人としてありえないことで、とても不愉快なことでした！　これが、私が彼らに子どもを産んであげたことに対する代償かと思うと、悲しくてしかたありません。私は子どもを誘拐され、身代金を要求された被害者でしたが、誰も私を助けてくれませんでした。そして、私はまだ、彼らの仕打ちに対し、正当に報いるための助けや指示を求めています。彼らは私がどれだけの苦痛とストレスを受けたか見当もつかないでしょう。私は彼らから精神的に傷つけられましたし、私の家族も多くの苦痛を受けました。私は神に身を捧げた者であり、神こそが私に息子を返してくれたのだと心から信じています。

いまや、私は、出生証明書の子どもの名を、本来の名前に修正してもらいました。それでも、まだ茫然としています。もし、代理出産によって多大な困難や苦悩がもたらされることになるとしたら、それを認めるべきではないと考えます。

私は孵卵器

ナタリア（ロシア）

＊エヴァ・マリア・バッヒンガーへの語り

ナタリアは夫と一緒にやってきた。彼らは、モスクワの閑散とした地域の集合住宅に住んでいる。彼らはショッピングセンターで会おうと言った。しかし、ショッピングセンターに着いてみると、そこは耳をつんざくような騒音に包まれていた。スパイダーマンやバットマンの格好をした男たちが、子どもたちを遊ばせるためマイクで叫んでいる。ここにはカフェもないし、歩こうと思うだけでもかなり不快だ。天候は寒く湿度が高い。残雪は黒くなっている。車は道路を疾走し、ドライバーは茶色い泥水溜まりの上を平気で走り抜ける。そのたびに歩行者は水に濡れないよう横に移動しなければならない。

私のおなかの中で育っている赤ちゃんは、モスクワの高級住宅地に夫と暮らす三六歳のロシア人女性の子どもです。それ以上のことは知らないし、知りたくもありません。私の妊娠を知っているのは、夫だけ。誰にも知られてはいけない。私は妊娠五か月ですが、おなかの膨らみはほとんどわかりません。多くの人が私を実年齢よりも若いと思っています。化粧をすると少し老けて見えるのです。私と夫との間にいる息子は一〇歳です。私はとても若い母親でしたが、すでに同じアパートに同居していたので問題ありませんでした。

私は代理母として、当然ですが、きちんと食事をとり、たばこは吸わず、お酒も飲みません。私は責任感の強い人間です。妊娠三六週に入ったら、モスクワに滞在することになります。契約書には何度も医療機関を受診せねばならないと書かれていますが、私は検診のため月に一度だけクリニックに行っています。妊娠期間中の住まいとして、クリニックが私たちに提供してくれたアパートは、クリニックのすぐ近くにあり何かと便利です。

実は、私は卵子提供をしたかったのですが、させてもらえませんでした。なぜ駄目だったのかはわかりません。すると、代理母としてなら働けると提案され、そうすることにしたのです。私たちは何事も真剣に考えすぎないようにしていて、普段どおりの暮らしを送っています。何が起きているのかは、あまり深く考えません——考えたところで何になるというのでしょう？　出産後は一〇〇万ルーブル（約一万二〇〇〇ユーロ）もらえる予定で、もうすでに月二万ルーブルをもらっています。私たちは、家を買いたいのです。こんなに手っ取り早く大金を稼げるチャンスはそれしかありません。私たちは銀行からの融資が受けられませんから、銀行を襲わねばならないくらいです。安定した収入はありません。私の夫は、仕事があれば建設業で臨時労働者として働きます。私は法律を勉強中です。

私はただ単に、ある程度のお金を稼ぐ方法を探していました。私たちは現実主義者で、他に方法はありません。ルーブルの価値が変わってきているので、家を建てるのに十分なお金になるかどうかわかりませんし、不安です。でも私たちはいつだって、作業の一部は自分たちで行えます。夫は手仕事で何だってできてしまうのです！　私は学業を先延ばしにしていますが、将来は警察の弁護士として働きたいと思っています。私たちは何か月も家を空けることが多いので、家にいなくても誰も心配しません。夫の出稼ぎ先に行く必要があるからです。息子はいつも私の母と一緒にいます。

生まれてくる子はいつか私に連絡してくるでしょうか？　それは空想の話でしかありません。親はその子がどのようにしてこの世に生まれてきたのか、絶対に教えないでしょう。だからこそ、私はそのことを考えないようにしています。私の問題じゃないし。それは秘密です。だから、私は依頼してきた両親とは一切連絡を取りたくないし、彼らの望むようにしています。もし彼らの気が変わって連絡を取りたくなったら、それはそれでかまいません。代理出産の契約はとても簡素で、かなり曖昧なものです。問題があれば、契約書はこう解釈してもいいし、ああ解釈してもいい。私にとって最も重要なことは、契約書に最終的にいくら支払われるのかが明記されていることです。子どもに障害があった場合はどうなるのかについては、契約書には何も書かれていないのでよくわかりません。私はこの点が、とても不確かなままであることには批判的です。とはいうものの、これが私たちの住む世界の現実で。——問題が生じてから話し合うのです。人々は沈黙を守り、いざ問題が明らかになると

「えっ、知らなかったの?」と言います。しかし今回は、障害の有無を確認する出生前検査が行われていますし、胚移植の前はＰＩＤ（着床前診断）が行われました。性選択もありました。今回の妊娠では、女の子ということで若干の違いを感じていますが、それ以外は私の息子を妊娠したときと同じです。

「お金のために妊娠した」と思いながらしているわけではありません。私はただ単に妊娠しているだけです。私はまるで孵卵器、この子のための器なのです。妊娠一四週で医師から女の子だと告げられました。医師によると、赤ちゃんはとても小さく、唇だけは大きくて膨らんでいるそうです。私たちは自然分娩を予定しています。出産後すぐに赤ちゃんが連れ去られることがどんなことかについては考えていません。私は感傷的な人間ではありません。大切なのは、子どもが健康であることです。その後のことは、私にとっては終わったことです。私の役目は完了。私たちは一番早い列車に乗って、モスクワを去ります。

利用されだまされ、経済的にも破綻して、打ちのめされた

ケリー（米国）[1]

私が最初にたどった代理出産の「旅」は、私にとって大きな警告となるべきでした。でも、そこから学びませんでした。私が好きなのは、妊娠しているとき、わくわくすること、みんなが大きくなったおなかを心配してくれること、そして、ハッピーエンド。私の最初の代理出産はこんな感じ。地元の新聞で、ある広告を見つけたことがそもそもの始まりでした。

私は当時アイオワ州に住んでいました。兄が二〇〇四年五月に自死した直後です。広告はインディアナポリスの代理出産斡旋業者のもので、「代理母求む」とありました。私は高校で代理出産に関するレポートを書いたことがあって、代理出産には反対でした。その前に、家族を必要としている赤ちゃんがすでにたくさんいます。でも私自身二人の子どもがいて、不妊問題を抱える人々、そして養子縁組でとても困難な状況を乗り越えないといけない人たちを見て、彼らのために自分ができることはないか、と考えました。このおなかの赤ちゃんは、彼ら、あるいは彼らの卵子提供者に似ているで

しょう。私にではないのです。というのも、私自身の子どもではないからです。

私は業者に電話して、リンダという素敵な感じの女性と話しました。彼女は斡旋業を営む弁護士のもとで働いていました。私は大量の申込書類を送ってもらい、それを記入して、彼らから連絡があるのを待ちました。そのとき、申請書には男性カップルの依頼は受けませんと注意書きしました。敬虔なカトリック信者の多い町の小さなコミュニティーに住んでいたので、周りからその種の関心をもたれたくなかったからです[*1]。

それで、斡旋業者はほどなくして依頼者を見つけて電話をかけてきました。パリの男性カップルです。業者は私に、そのカップルは結婚していると言っていました。そして、彼らがいかに素晴らしいカップルか、また、ゲイであることで、どれほど人々から顧みられずにいるかを話しました。私はかわいそうに感じ、いてもたってもいられず、それを引き受けるべく夫のジェイを説得しました。まもなく斡旋業者から私に、これから私が漕ぎだす『栄光の旅』という題のビデオが送られてきました。映像では弁護士が登場し、私が支払うすべての費用は税金控除の対象で、私が受け取る出産準備金は、衣服や新しいソファなど何にでも使えると説明されました。私の名前は（子どもの）出生証明書に記載されないとも説明がありました。私たちは、そのカップルとこの件を担当する医師に会いにオレゴン州[*2]まで行きました。費用はすべてそのカップルが払ってくれました。そして、実施が決定しました。私は薬の服用を開始し、体外受精のサイクルが始まりました。

私たちの出発予定日の前の晩、リンダから電話があり、問題が生じて、私の名前を出生証明書に記載しなければならなくなったと告げられました。もしこれに同意しなければ、私は「代理出産の旅」を続けられず、さらにカップルがすでに支払ったオレゴン行きの代金や、私たちが斡旋業者を訪ねたインディアナポリスへの旅費、その全額を返済しなければならないと言ってきたのです。私たちにそんなお金はありませんでした。ジェイに話して、私たち二人は「しかたないよね」という気持ちでいました。それで、パリのカップルが選んだ成功率の高いクリニックで胚移植を受けるため、オレゴン州に行ったのです。

胚が二つ、私の子宮に移植されました。二つとも着床しました。そのカップルは感じの良い人たちでした。私は、自分の家族を大家族にできるかもしれないと考えました。出産が近づくと、またリンダから電話がかかり、双子が生まれたらすぐに出生証明書を取得するから、カップルと一緒に私たちはアイオワ州デモインに行かなければならないと言われました。そして、私は一二月八日に出産しました。一人は経膣でしたが、もう一人は帝王切開で生まれました。このせいで私の回復はあまりかんばしくありませんでした。でもリンダに言われたとおり、私たちはデモインに行きました。するとリンダはまた電話をよこして、何か「不測の事態」が起こったので、子どもたちのパスポート取得のため、今度は一緒にシカゴに行く必要がある、でなければ彼らは米国を出国できないから、と言ったのです。夫のジェイはかんかんでした。三歳と一歳の子ども二人を車に乗せ、私自身は帝王切開後の感染症で苦しみながら、私たちはシカゴに向かいました。そこは、三〇〇マイル［約四八二キロメートル］以上離れた場所だったので、五時間以上もかかりました。ホテルに着くと、例のカップルから電話があり、会って一緒に夕食をとって、私にちょっと「申告」をしてもらいたい！　と言われました。そうして、私たちはデニーズで落ち合ったのです。このとき初めて、私たちは彼らのある作り話を知らされました。

フランスでは代理出産は違法です。だから私たちとカップルがフランス領事館に行き、領事官に対し、私がフィリップ（年上のスキンヘッドの方）とウォータールー（アイオワ州）のバーで出会い、夫を裏切って浮気をし、双子を妊娠したことになりました。そして、私は自分の婚姻生活を守りたいので、子どもを手元には置けない、そこで子どもたちをパリの父親のもとに送ろうと決心し、私は定期的にパリを訪問するという筋書きでした。

そのときのジェイの顔を見せてあげたかったですね！　私は心から後悔しました。私たちが言われたとおりにしなければ、双子の子どもたちはパリには行けません。私たちは夕食もそこそこに、ホテルの部屋に戻りました。私は何度も弁護士に連絡を取ろうとしましたが、もう夜遅い時間でした。翌日、私たちはフランス領事館の入っている建物の所でそのカップルと待ち合わせました。そして中へ入り、エレベーターに向かいました。すると二人は、ジェイは乗れない、乗るのはフィリップと私だけだと言いました。彼らは双子を乗せたチャイルドシートを私に手渡しました。エレベーターのドアが閉まり、三七階で降りました。するとそこでは、すべてがフランス語で書かれていたのです。その中で私は、双子とチャイルドシート、おむつバッグを従えていました。話し合いはすべてフランス語でなされました。私はフランス語が話せないので、何を言われているのかさっぱりわかりませんでした。領事館の女性とフィリップが会話を交わし、私を見て、あざ笑っていたようでした。私は生きた心地がせず怖気立ちました。でも、一言も漏らしませんでした。そして私はいくつかの書類に署名しましたが、それはすべてフランス語のものでした。そして握手をして、エレベーターに向かいました。私たちがメインフロアに降りたとき、ジェイはひどく怒っていました。男性二人が私たちにお礼を言い、ジェイに握手をしようとすると、ジェイは彼らをまっすぐ見て「うんざりだよ！」と言いました。

ようやく弁護士に連絡が取れると、彼は「なんてことをしでかしたんですか⁉」と言いました。私はすぐさまアイオワで親権を放棄しました。カップルは、パリに着いたらすぐに私の名前を出生証明書から削除すると言いましたが、実行しませんでした。そして、私は後に彼らが法律上は結婚していないことを知りました。数年前、彼らは私に連絡してきて、私はもうその子たちの母親ではなくなるんだよと言って、お金は出すからシカゴに行って養子縁組手続きをしてほしいと頼みました。でも、私は断りました。今日まで、私は、その子たちのフランスの出生証明書に私の名前がまだ載っているかどうかも知りません。

私は、母親、父親、兄と死別してつらい状況で、その問題を解決する助けを得るため、カウンセリングを受けることにしました。私には代理母経験があると知るカウンセラーに会いに行ったところ、彼女は実はいま、代理母を探しているあるカップルのカウンセリングをしているから、私に、子どもを産んでそのカップルを助けてあげたら、と提案してきました。いま思えば、家族を喪失した悲しみから助けを求めて彼女のところに行った私にそんなことを言うなんて、倫理に反する行為だと思います……。
けれども、結果的には、私の一番初めの代理出産は、たった一度限りのひどい経験だったけれど、次回はすべてうまくいくだろうと私は考えたのです。そこで次は、私たちは業者を介さず、依頼カップルの弁護士に契約書を作成してもらいました。依頼女性は、採卵後、重いOHSSで入院しなければならなかったので、私は胚移植を実施することが不安でした。でも彼女は、大丈夫だから、先に進めたいと言い張りました。それで私は無事に妊娠し、一人の女の赤ちゃんを出産しましたが、子どもの出生後まもなく、そのカップルは離婚したそうです。最初はとても望まれていた子どもが、いまは父親だけに育てられているという事実に、私は少し罪悪感を抱いています。

代理出産ではお金が大きな役割を果たします。お金が関わっていなかったら、私はあえて代理出産などしなかったでしょう。でも、私たちはまたお金に困っていたので、私はもう一回代理母になることに決めました。今度は、何か問題が起こっても、自分自身を守る対策があるだろうと思い、業者との間で話を進めました。業者を通じて、私はスペインの異性カップルと会うことになりました。私たちはスカイプでチャットしましたが、そのやりとりに人間的な温かみはなく、「まあ、これでやってみようか」というようなものでした。私は彼らのために双子を妊娠しました。妊娠中、子どもの性別がわかる時期になると、私は依頼女性にワッツアップで知らせるね、とメッセージを送りました。彼女は「あら、私たちはとっくに知っているけど。男の子と女の子でしょ。誰もあなたに言わなかったの？」と返信しました。私は悲しくなりました。このときから、私たちの関係は一変したのです。どうも彼らは男女の双子を得るために追加料金を支払っていたようなのですが、超音波検査の結果では、私は双子の男の子を妊娠していたのです。どうやら、移植された女の子の胚は妊娠せず、男の子の胚が双子になったようです。カップルはとても憤慨し、これは本当なのか、何が起こったのか、誰が失敗したのかと、みんなに質問を浴びせました。彼らは不満そうでした。それ以降、私たちの関係は不仲を超えてますます険悪になりました！

彼らからひどい扱われ方をされて、私のストレスの度合いは上がりました。私が妊娠の最新状況を知らせようとメッセージを送ると、彼らはとても忙しくて時間がなかったと私によく言ったものでした。

クリスマスが終わり、妊娠二八〜二九週ころ、私は気分があまりすぐれませんでした。一週間で体重が約二〇ポンド［約九キログラム］も増え、何かおかしいのではと感じました。病院に行って血圧を測ると非常に高かったので、二〜三時間の間、私は血圧をモニターされました。斡旋業者は、心配をかけたくないからと、カップルに連絡したがりませんでした。最終的には、私は入院もしないまま、家に帰ることができました。次の産科診察の際、私の体重は一週間で三〇ポンド［約一四キログラム］も増えていました。病院での血液検査の結果がかなり悪かったので、私は緊急入院となりました。依頼男性から、私が彼の妻にストレスをかけている！　というメッセージを受け取っていたので、カップルに連絡はしませんでした。

このカップルが、子どもは二人の男の子と知り憤慨していたので、私はすでに双子を養子縁組に出す準備をしていました。私の担当医さえ、このカップルは何をするかわからないので、私たちには戦略が必要だと言ったほどです。

妊娠二九週に、私は重度の妊娠高血圧腎症になり、腎臓と肝臓が機能不全に陥りました。ようやくスペインからカップルが到着し、私の病室に来たとき、二人が最初に医師に尋ねたのは「男の子が二人なんですか?」でした。医師はすぐに超音波検査を指示して、カップルに、確かに男の子が二人だというふうに示しました。妊娠三〇週になると、胸焼けのようなものを起こし、あまり気分がすぐれませんでした。私は自分の病室の中を歩き回ったり、床の上に横になったりして、ただ気分が良くありませんでした。ものが見えづらくなっていたので、何かおかしいと思いました。看護師さんに連絡して、夫に電話をかけるように言われましたが、かけようにも、番号さえよく見えなかったので、看護師さんにかけてもらいました。

医師には、すぐ赤ちゃんを出さなければならない、さもなければ母子ともに命が危ないと言われました。夫は、帝王切開手術の開始時間に間に合わなかったので、依頼女性だけが私と一緒でしたが、ただそこに立っていただけで、とても気まずい雰囲気でした。彼女は一言も私に「ああ、あなたが死ぬかもしれないなんて」とか「あなたのために私に何ができますか」などとは言いませんでした。私はちょうど妊娠三〇週での出産でしたが、これには実は重要な意味がありました。私が妊娠三〇週までもちこたえれば、支払いを満額受け取れると契約で定められていたからです。それで依頼者カップルは、後で、私がお金を全額もらいたいがために、きっちりと一〇週早く出産したのだ! と私を非難したほどです。

手術の後、看護師さんが私のところに来て、依頼者カップルはいつ戻るかと尋ねました。子どもの世話について、他にもわからないことがあったからでした。それで、私は、この子たちがその人生の第一日目を、ほとんど、そばに親もなく孤独に過ごしているのだとわかり、心が張り裂けそうでした。


産後、私は精神的にもまいってしまいましたが、なんとか立ち直ろうと努力しました。私には有給の産前産後休暇がなく、何週間も働けなかったので無収入状態でした。でも、医療費について心配はありませんでした。なぜなら私には第三者預託口座が開設されていて、そこに請求書を送れば、彼らが支払ってくれると言われていたからです。ところが、私の方に未納のままの請求書が届き始めました。そして高額な医療費の支払いがたまり、借金取り立ての人たちが支払いを求めて私を追い回すようになったのです。私にはこれらの請求書に対して支払うお金など残っていませんでした。このときようやく私は、あのカップルが、私と病院に何千ドルもの支払いを残したまま、子どもだけを連れて姿を消したことを知りました。私は一年あまりの間、これらの請求金額をなんとか業者に払ってもらうように働きかけましたが駄目でした。でも、私はジェニファー・ラール［代理出産の反対運動を展開する米国人活動家］に付き添ってもらい、スペインまで行くつもりだと伝えたところ、それから二四時間以内にすぐさまこちらの請求したお金を支払ったのです。つまり、明らかに業者にはお金があったのに、払わないつもりだったのです。

私はとても具合が悪い状態が続き、心的外傷後ストレス障害（ＰＴＳＤ）と診断されています。二組の国際カップルが私を搾取し、だましたので、私の家族と私は多大な苦痛を受けました。でも、すべては、彼らがその人生で子どもをもつ助けになりたいと私が望んだことが原因なのです。

私は再び代理出産を請け負うと思うでしょうか、あるいは、この「旅」を他の女性たちに勧めるでしょうか?

いいえ、なぜなら、自分が害を受けるリスクがとても高いですし、自分の命までもが危険にさらされ、それだけでなく、子どもたちにまで大変な苦労をかけてしまったからです。また、今回、私が産んだ子どもたちにも、これからどんなことが起こるのか、心配でしかたがないのです。

原注

1　ケリーの話の全体は、「生命倫理文化センター(https://cbc-network.org/)」のジェニファー・ラールが執筆、制作、監督した二〇一八年のドキュメンタリー映画『#Big Fertility』(巨大生殖産業)で視聴できる。

訳注

＊1　カトリック教会は、結婚、子育ては、男女が自然に行うものと捉える。それゆえカトリック信者は、代理出産や同性婚に批判的な態度を示す場合が少なくないためである。

＊2　オレゴン州は、法律で代理出産を禁止しておらず、罰則もない。そのため、現実には、商業代理出産を実施できる州となっている。

代理出産が家族をこわした

ロブ（オーストラリア）代理母のパートナー

僕は仕事関係のイベントで、ベヴそしてテリーと知り合いました。僕はテリーや彼女の夫であるアレックスのことを、あまり好きではありませんでした。彼はみんなに「たかり屋」として知られていたのです。

僕がベヴと出会って一年半ほどたった二〇一一年の末ごろ、僕たちはカップル同士で集まりました。このとき、ベヴは前夫のジョーと別れた後でした。このとき初めて、僕は彼女の代理母になる計画を知ったのですが、彼女は、ジョーとまだ婚姻状態にあるときからそれを準備していたのです。ベヴにはすでに一二歳、七歳、四歳の三人の息子がいたので、テリーと彼女の夫が子どもをもつ手助けをしたいと心から思っていたのです。テリーは深刻な病気を抱えていたため、健康面からも妊娠の継続はとうてい不可能でしたし、養子縁組を二度試みましたが、うまくいきませんでした。

僕はベヴに対し、代理母になることに問題はないよと言いましたが、彼女が、特にあのカップルの代理母になることには、大きな問題があると考えていました。僕は彼らがどのような人間かを知っており、好ましいとは思っていなかったからです。――彼らは麻薬常習者で、信頼に足る人たちとも、約束を守る人たちとも思えませんでした。でも、ベヴ自身は約束のとおり彼らを助けたいと思っていました。

テリーとアレックスはまた、早くベヴに妊娠してもらうことも切望していました。ベヴと僕がカップルになったことで、彼らには問題が生じました。ベヴはかつて前夫のジョーと共に、一連の念入りなカウンセリングを受けていましたが、今度は僕と二人で受ける必要が出てくるからです。これにより、進行中の代理出産が医療面で遅れる可能性がありました。そこで彼らは、僕が存在しないことにするという解決策を見いだしました。僕の存在は「秘密」とされたのです。二人はメルボルンの不妊クリニックに嘘をつきました。そのクリニックで代理出産を進めるには、事前にパートナーと共にカウンセリングを受ける義務があったからです。僕が存在しない形をとれば、ベヴはシングルマザーとみなされるため、代理出産の手続きを進めることができて、予定どおりに事が運ぶというわけです。すべてテリーとアレックスの思いどおりに事が進められました。

ベヴがプロゲステロン投与などの事前処置を受け始めたとき、事態は急速に悪化しました。テリーとアレックスは、ベヴと僕の間では、たとえ避妊をしていても性行為を認めないと主張したのです。こちら側の生活に対してあまりにも指示をしてくるので、彼らは度を超えているように感じました。

僕たちはつきあい始めたばかりだったので、なおさらそれは耐えがたく、僕たち二人の関係へ立ち入る行為でした。

最初の胚移植はうまくいきませんでした。二回目は、七週目に流産の形で終わりました。三回目の胚移植は成功で、ベヴは、提供卵子［テリー以外の第三者から得た卵子］とアレックスの精子によってつくられた胚でようやく妊娠しました。ベヴがテリーとアレックスたちの子を妊娠したことを受けて、通常なら、二人が事前にベヴと交わした、三人の息子の世話を手伝う約束を、ちゃんと実行してくれると思うでしょう。でも恐れていたとおり、彼女を助けるという話はまったく実現されませんでした。ベヴは妊娠中、気分がすぐれないことが多く、料理、洗濯、家事の多くに手助けが必要でした。つわりがひどく、あるときは一日入院したこともあります。テリーとアレックスは彼女の家から五分ほどの場所に住んでいましたが、何も手伝ってくれませんでした。ベヴの妊娠中、彼らがしてくれたことといえば、たった一度だけ、ベヴの車を洗ったこと、そしてもう一回は、食事を作ったことくらいです。彼らは、よく彼女を車に乗せて産前検診に連れていきました。でも、それはすべて彼女のおなかにいる子どものためで、二人はベヴの体調やひどいつわりは、まったく気にしていませんでした。

その代わりに、すべてを投げ出してベヴを支えないといけなかったのは、僕の方でした。当時、僕は街の反対側に住んでおり、自分にも身の回りの世話が必要な四歳の息子がいました。仕事を終えて帰宅したら、自分の息子の世話と家事を済ませ、それからたいていは夜になると、街の向こう側にあるベヴの家まで車を飛ばして、家事、料理、掃除、そして彼女の息子たちの学校のお弁当を作るというふうに彼女を手伝いました。彼女には他に誰も手伝ってくれる人がいなかったので、僕はベヴのために、自分の医療休暇*1と年次休暇をすべて使い果たしました。こうして僕自身は疲労困憊して、ベヴは、テリーとアレックスの態度やその空約束で意気消沈させられ、彼女には災難な日々となったのです。

妊娠中にベヴは引っ越しをする羽目になりました。テリーとアレックスは事前にこれを聞きつけて、彼女の引っ越しの手伝いをすると約束したのですが、それもやはり立ち消えになりました。

ベヴには妊婦服を買うお金を渡す約束がなされていましたが、それもかないませんでした。ある朝、彼女は妊婦服を買わないといけないからと、テリーに電話をしたのですが、連絡はつきませんでした。それでベヴは、マタニティブラ、ショーツ、Tシャツ、カーディガンなどの衣類のため、自腹で三五〇豪ドルを支払いました。テリーとアレックスは、この彼女の買い物にひどく腹を立てました。でも、ほぼ同じころにテリーは、クイーンズランド州にいる友人の洗礼式に出席するため、自分の服や靴を新調したり、その飛行機代、宿泊費、ネイルサロンや美容院には気前よくお金を使っていました。二人は自分のことには気を使いますが、自分たちの代理母にはそうではないのです。あるとき、彼らはベヴに、彼らのいとこの一人からもらった、お下がりの妊婦服をくれたのですが、まったくサイズが違うものでした。無礼にもほどがあります！　それで代わりに僕が、ベヴにさしあたり必要な服を買えるようお金を渡したのです。

ベヴの妊娠が進むにつれ、事態は悪化するばかりでした。入院当日から出産そして産後と、入院している期間中は、テリーとアレックス二人のどちらか一方が、ベヴの子どもたちの面倒をみると約束していました。しかしテリーとアレックスは、二人とも出産に立ち会いたいから子どものお守りはできないとベヴに伝えました。予定日まであと六週に迫ったころのことです。ベヴは頑としてそれに同意せず、こう言いました。「私はあなたたち二人の赤ちゃんを九か月の間、おなかの中で世話してきたんだから、私がお産して回復するまでの五日間くらい、あなたたちが私の子どもの面倒を見られるはずでしょう」。

また、ベヴがまだ妊娠中のある日、自宅にテリーとアレックスがやって来ました。僕も子どもたちもその場にいました。テリーとアレックスがベヴにとても侮辱するような態度をとったので、最後は大げんかになりました。するとアレックスは、ベヴの家の一画を、包囲するようにぐるぐると車で周りました。そしてひどく興奮して、ドアをドンドン叩きながら「お前は俺の子を孕んでるんだから、言うとおりにしろ！」と怒鳴ったのです。彼ら二人に、ベヴへの気遣いや配慮はまったくありませんでした。すべては自分たち、そして、自らの子どものことばかり。その夜アレックスは、ベヴの家の前に車を駐めたまま一晩中、その車の中に居座りました。まるで彼女のストーカーになったようでした。

この口論の後、僕は車を傷付けられたり、庭の柵を家の方に向けて投げつけられたりと、何度か損害行為を受けました。それが彼らの仕業か、はっきりとした証拠はありませんが、確かにそうに違いないと思います。もはや状況は手がつけられない状態になりつつありました。

こんなにひどい仕打ちが次々と続いたにも関わらず、ベヴは僕の助言を聞かず、二〇一二年一一月の出産のときには、テリーとアレックスに出産用の個室*2に入ることを許しました。テリーとアレックスは、二人のうち一人がベヴの末っ子を世話し、その間にもう一人が部屋に入るというように、交替で入室することになっていました。しかし、テリーはベヴの末息子を看護師に任せて、ベヴが子どもを娩出している間、こっそり分娩室に入り込んでいたのです。このことによってベヴは、自分の息子がどこにいて、誰に世話をしてもらっているのかと心配で気が気ではありませんでした。

お産はそれほど重くはありませんでしたが、女の子が生まれた後、僕たちには子どもと過ごす時間はほとんどありませんでした。テリーとアレックスの二人が自分たちで予約していた別室に、子どもを連れていったからです。テリーが室内で見張る中、生まれた後の五分間だけが、ベヴと僕が彼女の娘と過ごした唯一の時間でした。写真を一枚撮るには十分でしたが、たったそれだけの時間だったのです。

僕はSNSに、お産はうまくいきベヴも大丈夫だと投稿しました。それを見つけたアレックスは、僕を口汚くののしりました。このときでさえ、彼の関心は彼ら自身のことしかなく、彼らは、どんな女性の手も借りずに子どもを授かったというふりをし続けました。僕がベヴについて話したことで、自分たちの子の誕生を、自分みずから世間に伝えるという彼らの思いを台無しにされたと感じたのでしょう。彼らに関する限り、これは二人だけが語るべきニュースであり、ベヴは単なる目的達成の手段にすぎず、権利を持つ人間とはみなされてはいませんでした。

アレックスとテリーの病室に、親戚や友人が絶え間なく続々とやってきているとき、僕たちはこのことを何度も認識させられました。誰一人としてベヴはどう、と尋ねたり、彼女の部屋に姿を現したり、彼女を心配して見にきたりする者はいませんでした。

実のところ、アレックスは病院に滞在することで、もう一つの約束に違反していました。僕は病院でベヴと一緒に過ごすので、家には誰も大人がいなくなるため、アレックスがベヴの家で、彼女の三人の息子の世話をすると、前もって約束していたのです。彼はこの約束も実は反古にしようとしました。しかし僕は一歩も引かず、ベヴに付き添って病院に残ると主張しました。アレックスは、最後は子どもたちの世話をしに行ったものの、後にわかったことですが、あのお産の日に彼は、息子たちを迎えに行って、家で降ろした後、自分の自宅に酒を飲みに戻り、再び戻るまでの間、子どもたちを放置していました。彼は一時間半もの間、子どもたちを大人の監督がないまま放っておいたのです[*3]。

ベヴは、最近の産科の患者がよくするように、産後の回復期間をホテルで過ごしました。僕たちが彼女の家に戻ったとき、アレックスが酒に酔っ払った状態で子どもたちを世話していたことがわかって、本当に憤りました。お酒を保管した戸棚は、すべて空になり、一滴も残っていませんでした。

ベヴの入院生活は、さらにひどいものにされました。ベヴに宛てて請求された差額ベッド代が、未払いのままにされていたからです。テリーとアレックス自身は、赤ちゃんが生まれた後に患者ではない彼らが子どもと一緒に過ごす病室を確保するため、一泊一〇〇〇豪ドルを支払いました。彼らは三泊したので、部屋に三〇〇〇豪ドルをかけたのですが、僕が産後のベヴに付き添い、彼女を助けられるよう、添い寝できるダブルベッドにしたことで払わざるを得なくなった追加の六八豪ドルについては、支払いを拒否したのです。それはもう一つの債務不履行となり、ベヴの退院のときに、その支払いは僕たちに押しつけられました。

生まれた小さな子どもはレベッカと名付けられました。レベッカのミドルネームは、ベヴのものをとってスーにするという約束でした。それもまた反古にされたとわかっても、もう誰も驚かないでしょう。

病院での五分の他に、レベッカに会えたのは、テリーとアレックスに親権を付与する親子関係確認命令（parentage order）*4のため、ベヴが法廷に出廷したときだけでした。ベヴは子どもの出生証明書に母親として記載されていました。僕は存在していないことになっていたので、当然、名前は記載されていません。ベヴは、未払いの法的費用がこれ以上かさむと支払えなくなってしまうため、親子関係確認命令のため自ら裁判所に出廷せざるを得ませんでした。彼女の法的費用を支払うことも合意の一部だったのですが、テリーとアレックスは、その支払いも止めてしまったのです。

ベヴは、子どもの叔母さんとして、かつ子どもの代母［キリスト教の洗礼における立会人］として子どもに会い、その成長を見守る機会はあると約束されていました。実際には、彼女が子どもと一緒に過ごした時間はほとんどなく、これまでに会えたのは、たったの二回だけ、つまり病院での五分と、テリーとアレックスの裁判を手助けするための小道具として利用された法廷内で、ほんの一瞬あの子を見かけたときだけだったのです。

ここ数年は、容赦なく訴訟手続きが続いていました。ベヴと僕は、入院や訴訟の代金など、彼女が代理母になったことで発生した費用を回収しようと試みています。一部は取り戻しましたが、こちらが支払った全額にはとうてい及びません。

ベヴが請求していた代理出産関連の費用は、彼女が彼ら二人のために九か月にわたって子どもを妊娠したことを考えれば、それほど高額ではありませんでした。リストにすると以下のようになります。

一　十一月一九日、医師の受診のための往復の交通費、五五豪ドル。
二　十一月二六日、三十日、病院への往復の交通費、五五豪ドル。
三　産褥ショーツ、一八九豪ドル。
四　病院の駐車料金、六八豪ドル（テリーとアレックスは支払いを拒否したが、その理由は、ベヴの陣痛のときに、僕が車で病院へ搬送したからというもの。彼らによれば、彼女はタクシーに乗ると想定。その場合はより高額になるはず）。

五　ベヴの法的費用。
六　十二月二七日、産科受診用の往復交通費、五五豪ドル。
七　一月一三日、産科受診用の往復交通費、五五豪ドル。
八　ホテルにおける、子どもたち、ベヴ、僕のルームサービスによる夕食、合計一八四・七三豪ドル（こちらには、テリーがベヴに宛てて、食事代を払うと書いたテキストメッセージの証拠あり。テリーは後に嘘をつき、この費用を負担するつもりはないと証言）。

テリー、アレックス、そして僕たちの関係は、レベッカが誕生してからさらに悪化しました。テリーとベヴは現在、お互いに五年間の介入命令*5が出されています。テリーはベヴのソーシャルメディアのアカウントを乗っ取って、彼女について偽の噂を広めました。テリーはいたずら電話をかけ、センターリンク*6にベヴに関する虚偽の通報をしたりしました。彼女はネット上、オンラインでベヴに嫌がらせをし、他の人にもそうするようにけしかけました。ベヴがあの子を産んで以来、苦労してきたのも無理はありません。

ベヴ、テリー、アレックスの間では、ベヴは、自分が選んだ民間病院および産科医の立ち会いのもとで出産できる場合にのみ、代理母を引き受けるという合意がありました。この取り決めは、彼らがＩＶＦクリニック側も交えて行ったカウンセリングで合意がなされました。ベヴのためだからと、僕もそれを望んでいました。彼女は、この子を授かるために命がけだったので、彼女に最高の医療を受けてもらいたかったのです。二〇一三年一月三一日、ベヴは自身の加入する民間健康保険会社からの手紙で、彼女が引き落とし口座に指定した金融機関から、直近の保険料の引き落としが拒否されたことを知りました。その口座は、テリーとアレックスの名義でした。二五九・九三豪ドルの保険料が未納の状態でした。保険会社に電話すると、テリーがベヴの保険を解約しようとしたところ、契約者がベヴ名義だったため、解約できずじまいだったことがわかりました。保険の解約ができないと知ったテリーは、銀行に連絡して、口座からの自動引き落としを解約したのです。テリーとアレックスは、このことをベヴに知らせませんでした。二人はベヴの出産後、彼女に何か医学的問題はないか、また代理出産の後、万一、合併症が起きたときに、まだ健康保険を使うかどうか、ベヴに確認さえしませんでした。その保険会社からの文書はベヴの息子の誕生日の数日前に届いたので、彼女はすでに失効してしまった保険の掛け金を支払うことになりましたが、そのせいで、息子の誕生日プレゼントを買う十分なお金もなくなってしまいました。これはあの二人の側の、意地悪く、いやらしい、陰湿なやり方です。

一月一四日、テリーは代理出産契約で親になりたい人たちを支援するフェイスブックのグループで、ベヴを傷つける内容の書き込みをしました。テリーは、ベヴがひどく恨みがましく、精神的不安定になり、出生証明書と親子関係確認命令への署名を拒んでいると投稿しました。そしてＩＶＦカウンセラーがベヴに署名するよう説得している最中だと書いたのですが、それは事実ではありませんでした。またテリーは、妊娠中、ベヴが、自宅の芝生刈りや家事など、ありえない要求をするようになっていったと投稿しました。

しかし真相はこうです。ベヴはすでに出生証明書の発行に必要な出生登録申告書に署名していて、それは彼女の弁護士が保管していましたが、訴訟費用を含め、彼女が代わりに負担した費用がすべて支払われるまで、親子関係確認命令には同意署名するつもりがなかったのです。親子関係確認命令に署名しないことが、彼女が払った費用を返してもらう唯一の方法だったのです[*7]。

テリーはフェイスブックの投稿で、ベヴが妊娠中、うつ病になり、精神科医を受診したことも、言いふらしました。妊娠中のベヴが、テリーとアレックスから何の助けもない状態でやっていくことに、困難を来していたのは事実です。そのうえ、彼女自身の母親は重病で緩和ケアを受けていました。その母親はベヴが妊娠三四週のときに亡くなりました。でもテリーは、ベヴが精神的に不安定だと画像に書き添えたり、ベヴを侮辱するような形で、彼女のうつ病に関する投稿をしたのです。テリーはまたベヴの法廷での証言を歪曲して、妊娠中に「人工妊娠中絶」で赤ちゃんを殺そうとしたとか、赤ちゃんを自分の子どもだと思い込んでいたと伝えました。

二〇一四年三月一六日、テリーは自分の名前で新しいフェイスブック・アカウントを作り、ベヴと彼女の年長の子ども二人に友達リクエストをしました。テリーは以前、ベヴについてフェイスブックでとても意地悪な投稿をしていたのですから、この行動は奇妙に見えました。そして、それは形を変えた嫌がらせとストーカー行為になったのです。テリーとアレックスは、ベヴの弁護士から、彼女の同意なく子どもたちと連絡を取らないでほしいと警告を受けました。

五月一六日、ベヴは、何百もの宗教関連のメーリングリストに登録され、彼女の受信トレイがいっぱいにされました。ベヴは特に宗教に入れ込むというタイプでもなかったので、これは明らかに、テリーが計画した別形態の嫌がらせでした。というのも、メーリングリストの一つが、テリーが登録時に利用したインターネットアドレスを示していたからです。後に警察が、これはテリーの仕業だったことを確認しました。

また五月一六日には、僕が「アシュレイ・マディソン」のウェブサイトに登録されました。このウェブサイトは［既婚者向けの］秘密の性関係のための出会い系サイトです。僕の個人情報が使用されたのですが、テリーとアレックスがその背後にいたと確信しています。

五月一七日、ベヴは、オーストラリア・ニュージーランド銀行からのメールで、自分の名前でクレジットカードが申請されたものの、運転免許証番号が間違っていたため拒否されたことを知りました。ベヴと僕は警察署に行き、調査が行われました。僕たちは、それはテリーとアレックスの仕業だと思うと警察に話しました。宗教関連のＥメールから入手していたＩＰアドレスも渡しました。それがテリーとアレックスのＩＰアドレスでした。このことが十分な証拠となり、警察は捜索令状を取得し、彼らの電子機器を押収しました。彼らのコンピューターには、二人がクレジットカードを申請した証拠はありませんでしたが、僕はいまでも、彼らが友人のコンピューターや携帯端末を使用してそれを行ったのだと信じています。

八月三日、僕はデイジーという女性から、ベヴは「精神異常ママ」で、子どもたちは彼女を嫌っているという内容の書かれた友達リクエストを受け取りました。そこには、ベヴのパスポートが取り上げられるのを見るのは傑作だろうとも書かれていました。この背後にもテリーとアレックスがいたと思います。というのも、僕たちが休暇でカリフォルニアに行くことは、親子関係確認命令のための裁判日程に関連した弁護士の文書に記載されていたので、テリーたちにもわかっていたからです。二人は僕たちの旅行計画を台無しにしようとしていたのです。

ベヴは、裁判官に誤解されたくないという理由から、親子関係確認命令が出される前に、裁判官に文書を出しました。彼女は、彼女の訴訟費用と諸経費を支払ってもらっていないこと、そして、特にネット上、オンラインやフェイスブックのフォーラムで、嫌がらせやストーカー行為を受けたことをはっきりと伝えました。

感情的な部分で、ベヴには浮き沈みがあります。それは、裁判所がベヴに対しテリーやレベッカについて語ることを禁じたために、ますます悪化しました。代理母であるという彼女の経験を公けに語ることができないということは、ベヴが事実上沈黙させられることです。ベヴがそれを自由に話すことさえできないなら、どうやってこのひどく傷ついた経験を整理し、受容できるでしょうか?

僕たちの直面した、経済的、法的、感情的な困難に対処するため、もがき苦しみ、ベヴは自殺を図ろうとしました。人生とは本当に過酷なものです。五月一〇日、ベヴとテリーは、お互いと、それぞれの子どもたちに対して、さらに五年間の介入命令を受けました。しかし、トラブルと嫌がらせが終わる兆しはありませんでした。というのも、テリーとアレックスは、いまでは子どもの両親として認定されているにもかかわらず、テリーはまだ、自分には決してできなかったこと、つまり、子どもを妊娠したことで、ベヴに嫉妬の念を抱いているからです。ベヴに感謝し、彼女との約束を守る代わりに、テリーは自分と同じような［代理出産で子どもを得た］親たちの中に仲間を見つけ、ベヴを公然とネット上で中傷するのです。僕たちはただただ利用され、裏切られたと感じています。

代理出産は、僕たちが自分たちの家庭を築こうとしていたまさにその時に、家族を壊してしまいました。ベヴは三人の息子に囲まれつつ、さらに生まれた女の赤ちゃんの成長をそばで見ていたはずでしたが、息子の一人は父親と暮らすため家を出てしまいましたし、僕たちは、彼女が産んだ女の子にいまだ会えずにいます。僕ら全員が払った犠牲は多大なものとなりました。

現在でもテリーは、ベヴの精神病（彼女はＰＴＳＤと診断されています）を嘲るためだけに、不快なインスタグラム・アカウントを作成し、ベヴの経験をけなしたり、軽んじたりしながら、彼女の人生のすべて——赤ちゃん、夫、何もかも——がねつ造だと言っています。以上が、代理出産によって僕たち家族にもたらされたものです。破壊と絶望を繰り返す日々。僕たちはただ、早くこれが終わってくれさえすればいいのです。けれども、果たして終わりはあるのでしょうか？

訳注

＊1　「医療休暇（sick leave）」は、自分や家族の病気のために有給で休暇を取得できる制度である。

＊2　原文では birthing suite と表記。一般的にはＬＤＲ、すなわち Labor（陣痛）から Delivery（出産）、その後の Recovery（回復）まで同じ部屋で過ごす特別仕様の部屋を意味する。

＊3　ヴィクトリア州では、責任ある大人が子どもを監督せねばならないことが法で定められている（詳細は解説を参照）。

＊4　ヴィクトリア州の「出生、死、結婚に関する法律」によれば、代理出産により子どもが生まれた場合、代理母を母として（もし、その女性に配偶者が存在すれば、その者を父として）、生後六〇日以内に出生登録をしなければならない。

＊5　原文では intervention order と表記。他人の暴力的行動から、個人の身体、家族、財産を安全にするための命令である。治安判事裁判所で出される。

＊6　センターリンク（Centrelink）は、オーストラリア連邦政府機関の一つ。高齢者、障害者、被災者、子どもなどに幅広く関わる社会福祉サービスやその給付を管轄する。

＊7　代理出産により出生した子どもの出生証明書の母親欄には、代理母の氏名が登録される。したがって依頼者を子の父母とする親子関係確認命令を受けるには、代理母の同意が必要となる。

■解説　ロブ（オーストラリア／ヴィクトリア州）

法律による規制

オーストラリア連邦政府は、国立保健医療研究審議会の「生殖医療に関わる医療及び研究に関する倫理指針」において商業代理出産の禁止を求めているが、代理出産に関する具体的な法整備はそれぞれの州に委ねられている。ヴィクトリア州では、二〇〇八年「生殖補助医療法」により、報酬を目的とした代理出産（有償代理出産）が禁止され、実際に要した必要経費を支払う無償代理出産のみ可能である[1]。

二〇〇八年「生殖補助医療法」では、代理母が受け取れる金額は、①メディケアや健康保険等ではカバーされない妊娠または出産にかかる合理的な医療経費、②代理出産契約を締結する前に受けるべき法的相談、③妊娠または出産に関連する旅費のみと定めている。依頼者が必要経費を超える手厚い待遇を代理母に与えることを禁じ、経費支払いに厳しい制限が設けられた。

同法の定める条件では代理母側への負担が重すぎるとの批判から、二〇一九年「生殖補助医療に関する規則」が改正され、代理母が支払った経費への払い戻し範囲が拡大された。受胎のための医療処置（体外受精等）、生まれた子どもの医療費、代理母が代理出産契約を締結するうえで要するカウンセリング費用、代理出産の実施に伴い必要となる代理母の法律相談などの法的費用、その他、代理出産契約に関連する、旅費、宿泊費、新生児ケア費用、無給休暇を取得した場合の費用などの支払いが可能となった[2]。

医療保険

オーストラリアは公的医療保険制度（以下、メディケアと表記）を採用しており、歯科・眼科を除けば公立病院における入院、治療、出産に係る医療費は無料である。しかし依頼者から委託されて妊娠・出産する代理出産はメディケアの対象とはならない。代理出産に係る医療費に備えるため、オーストラリアでは代理出産に特化した民間医療保険が販売されている。依頼者はそのような保険に加入し、代理母を対象者として医療保険料を支払う。

生まれた後の手続き

ヴィクトリア州において代理出産により出生した子は、遺伝的なつながりの有無を問わず、まずは代理母の子として登録される。

代理出産の依頼者は、生後二八日から六月以内に、州内の地区裁判所（County Court）または最高裁判所に代理親子関係確認命令（substitute parentage order）を申し立てる。これにより出生証明書に記載される「親」を依頼者自らの氏名に登録変更することで、依頼者たちが法律上の親となる。

この新たな出生証明書を裁判所が認容する際には、依頼者らが定められた要件を満たしていることに加え、代理母の同意が必要である。

無償代理出産の危険性

ロブのパートナーであるベヴによる代理出産は、二〇〇八年「生殖補助医療法」に基づき行われた。最初に発行された出生証明書には代理母のベヴが母親として登録された。ベヴが子を引き渡した後、依頼者のテリーとアレックスは、自らの名を親の欄に記載した出生証明書を得るべく、代理親子関係確認命令の申し立てを開始した。ベヴはそのための同意書を準備していたが、テリーとアレックス夫婦との関係性がこじれ金銭問題へと発展したことにより、親権譲渡への同意をいったん保留とした。その後も両者の関係は悪化の一途をたどり、テリーとアレックスが法律上の親となってからも、仲たがいは続いている。

無償代理出産は当事者たちの関係性を基盤に実施される。しかし、人と人との関係は盤石ではない。代理母が妊娠・出産した事実や、子を引き渡した経験、あるいは依頼者が子を受け取った経験は、当事者にそれぞれ異なる感情をもたらす。妊娠・出産までは互いに気遣い、円満な子の引き渡しを終えても、そこで当事者同士の人間関係が終わるわけではない。新たに訪れる感情とパワーバランスのもと、当事者のすべてが変化を乗り越えて、再び良好な人間関係を築き直せるかどうかはわからない。

ベヴの事例では、妊娠中から不和が始まり、子が生まれるとさらに険悪化した。子を得さえすれば幸せに暮らすと思われた依頼者は、代理母への嫉妬の念にさいなまれることになった。ベヴは精神的に疲弊し、自らの子どもの一人と一緒に暮らすことさえできなくなった。この無償代理出産は、依頼者と代理母の友情を、代理母の心と経済を、そして彼女の家庭をも壊すことになったのである。

注

1　二〇〇八年生殖補助医療法（Assisted Reproductive Treatment Act 2008）。同法の第四四条（代理出産の費用：Surrogacy cost）（一）では、「代理母は、代理出産契約の結果として、いかなる具体的な利益あるいは恩恵も受けてはならない。」、「違反した場合は、二四〇処罰単位の科料又は二年の禁固刑、あるいはその両方を科す。」、また（二）「本条（一）は、代理母が代理出産契約を締結した直接的な帰結として、代理母が実際に負担した規定費用の補償を受けることを妨げない。」とされる。なお二〇一四年時点での一処罰単位は約一四七豪ドル。

2　二〇一九年「生殖医療に関する規則」（Assisted Reproductive Treatment Regulations 2019）第一一条参照。

止まらない心の痛み
ウジュワラ、ディンピー、サララの経験（インド）

報告 シーラ・サラヴァナン

ここで紹介するいわゆる「代理母」たちの物語は二〇〇九年から二〇一〇年にかけてインドで実施したエスノグラフィー調査（『トランスナショナル・フェミニストから見るインドの代理出産という生市場』二〇一八・未訳）を通して集めたものだ。調査中、私は二か所のＩＶＦクリニックを拠点とし、代理母や代理出産の依頼者たちに話を聞いた。二〇一六年、インドは外国人が代理出産を依頼することを禁じる法案を可決したが、執筆当時の二〇一八年九月時点において、同法はまだ完全には施行されていなかった。

調査を通じ、私は代理母となったインド女性たちと友情を育み、何年も交流を続けてきた。彼女たちの物語の背景として知っておくべき重要な事実として、多くのケースで、代理母たちが「代理母住宅」と呼ばれる、大部屋にベッドが並ぶホステルのような寮で寝起きさせられていたことを指摘したい。そこで、彼女たちは制限だらけの暮らしを送っていた。看護助手や病院関係者の付き添いがなければ、階段やエレベーターを使用することすら禁じられ、仕事をすることも一切許されていなかった。また、IVFクリニックが追加報酬を得るため、子どもの出生時体重を増やそうと大量の食事を与えられていたが、その食糧は粗悪だった。自分の子どもを含む家族の訪問が許されるのは日曜日のみ。その週にたった一度の面会ですら、彼女たちのベッドに子どもたちが座ることを禁止されるなどの制限が課せられていた。聞いてよい音楽にも決まりがあった。許されるのは胎児に良い影響を与えるとされるバジャンと呼ばれる宗教音楽のみ。また産後は、依頼者の求めに応じて、産んだ子どもに母乳を与えるなど「乳母サービス」を提供するよう要求されていた。

このようなルールや、代理母たちが無権利状態に置かれている状況、「安い」代理出産料金が、カナダのキャロラインのような依頼女性――母になるつもりの女性――をインドに引き寄せる。以下は、胎児を育て出産する彼女たち個人に固有の、生理的、感情的、創造的な能力に関する身体的権利を契約によって引き渡した三人の代理母たちの体験を綴ったものだ。カナダのキャロラインのために双子の代理母となったウジュワラ、トルコの異性カップルのために女児を出産したディンピー、ディンピーの義理の姉妹で、インド人依頼者のために双子を産んだサララ。彼女たちの妊娠と、子どもたちとの別れの経過を紹介する（名前はすべて仮名である）。

ウジュワラとキャロライン

家事労働者のウジュワラは、貧困にあえいでいた。浴室もトイレもない、一部屋きりの家に夫と子ども一人と暮らしていた彼女は、代理出産で得るお金で、部屋数は同じでも、せめて浴室とトイレが付いている家を買いたかった。八歳になる息子の教育のために貯金もしたかった。

依頼女性のキャロラインは、カナダで人事の専門職として働いていた。最初の子どもとしてベトナムから養子を迎えたが、ドイツ人に見える子どもが一人は欲しいという気持ちにさいなまれていた。コンピューターの会社を経営している夫がドイツ系だったためだ。代理出産には、夫の精子と友人の卵子を使用した。このインドのクリニックを選んだ理由は、赤ん坊が引き渡されるまでは大きな金額を支払う必要がなかったからだ。妊娠中、代理母たちには名目上の分割払い分が手渡され、子どもを引き渡した後にのみ、ようやくまとまった残額が支払われるというシステムに魅力を感じた。キャロラインは言う。「(妊娠中は小額しか支払われないことで)代理母に妊娠を継続しようという意欲がわきますから」。

このクリニックでは、代理母たちは月々三〇米ドルの支払いを受け、最後に六四〇〇米ドルを受け取ることになっていた。キャロラインは以下のように語る。「カナダでも代理出産は合法*1ですが、手続きが非常に煩雑で、インドに比べて費用もずっと高くなります。またインドでは、代理出産が始まる前から代理母は赤ちゃんに関する一切の権利を放棄するような法律になっているため、とても安心です。代理母が妊娠中ずっと管理されていたこと、食事など毎日の世話をされていたことにも満足していますし。赤ちゃんに対する代理母の権利が乏しいことも、キャロラインがインドに来た動機になっているのは明らかだった。代理母に対するキャロラインの語り口は、リスクの多い不衛生な身体が、妊娠中には医療的に監視され、維持され、管理されるとでも言いたげで、彼女たちをモノ扱いしているかのようだ。

ウジュワラは双子（男児と女児一人ずつ）を出産。男の子の方に望んでいた特徴があったためキャロラインはとても喜んだ。産後、子どもたちのパスポートの発行手続きに時間がかかったため、キャロラインはその間ウジュワラに子どもたちの世話も頼んだ。キャロラインのホテルの隣の部屋で、ウジュワラは双子に母乳を与え、別に雇われた世話係とともに子どもたちの面倒をみた。このとき、キャロラインは、子どもたちが自分ではなくウジュワラの声により反応することにいら立っていた。「私が声をかけても子どもたちは無反応ですが、ウジュワラが彼女の高いトーンの声で何か言うと、すぐに反応を示すんです。ウジュワラの方に、より懐いているように感じます」。ただ私が見たところ、キャロラインは、子どもたちに何か必要なものがあるか確認しにいくときと、検診のため子どもたちを病院に連れていくウジュワラに付き添うときくらいしか、子どもたちの部屋を訪れていなかった。キャロラインの夫に至っては、インドにはわずかに一回、体外授精に使う精子を届けに来たきりだった。

双子を引き渡す当日、泣き出した男の子を肩に乗せ、優しく背中を叩いてなだめながらウジュワラは語った。「この子たちに命を授けられて幸せですが、贈り物として依頼主のカップルに譲り渡さなくてはなりません。胸が痛みます（この言葉を言ったとき彼女は震えた）。この子たちは私の人生の一部です。けれど最初から契約は結ばれていました。それに基づいてこの子たちを譲り渡さなくてはならないのです」。子どもたちを譲り渡すウジュワラの気持ちについてキャロラインに質問したところ、「代理母やクリニックの医師たちが、そもそも『譲り渡す』などという言い方をするとは思えません。そういう言葉はメディアや、彼らにインタビューする側が用いるものです」との返事だった*2。代理母と子どもたちとの結びつきについて聞くと、「胎児は遺伝的な親のものであって代理母のものではなく、『譲り渡す』わけではないということを、医師たちは初めから代理母たちに理解させているはずです」と答えた。クリニックのニシャ医師も同様の返答をした。彼女によれば、代理母たちは子どもが彼女たちのものではないことを十分に理解しているという。自分たちは一時的に別のカップルに子宮を貸しているだけで、子どもは本来の帰属先であるそのカップルが当然のこととして連れていくものだと。

キャロラインは子どもたちとカナダへ帰ったが、その後も私は彼女と連絡を取り続けた。女の子の方は環境の変化によく適応したものの、男の子の方はまったく落ち着かなかったという。「とにかく泣きやませるのが大変で、ひどいときには顔が真っ赤になるほど怒るのです」。キャロラインは、育児の手が足りないと愚痴をこぼしていた。子どもたちと相性のよい若いフィリピン女性に世話を託せるようになるまでの数か月間、面倒をみるのに苦労したのだ。何か月もの間母乳をもらい、絆を育んだ代理母との別離が子どもたちに与えた影響についてキャロラインに聞いたところ、次のような返事が返ってきた。「離別の苦しみを最小限に抑えるため、産後子どもたちと代理母をあまり一緒に過ごさせるべきではないという医師もいます。それでもウジュワラに長期間にわたって世話を頼んだのは、母乳を与えたり、私が子どもたちの面倒をみるのを助けてほしかったからです。彼女が世話好きな人だったからと、私たちが身勝手な理由で頼んだと思う人はいるでしょうし、私たちには彼女のことをもっとよく知り関係を築こうかという気持ちもあったのですが、ときどき彼女にひどいことをしてしまったかもしれないと思うことはあります」。

クリニックの医師たちは、代理出産後もウジュワラに家を買うだけの資金が貯まっていないことを知っていた。しかしキャロラインがウジュワラに追加でお金を支払おうとしたとき、「代理母を甘やかしてはいけません。どんどん欲深くなるから」と医師たちはそれを押しとどめた。実際のところ、医師たちはそうすることでウジュワラにもう一度代理出産をさせ、彼女の身体を使ってさらに金儲けをしようとしていたのだ。キャロラインは一度もウジュワラの家を訪ねなかった。ウジュワラの電話番号など連絡先は知っていたが、自分の連絡先は渡さなかった。ウジュワラによると、キャロラインがこのように彼女と距離を置いていたのは、代理母やその家族を「金の亡者」や「脅迫者」と表現する医師たちによって、恐怖心を植え付けられていたからだという。キャロラインは私のメールアドレスに、メッセージとともに写真を送ってきた。私はウジュワラの家を訪ね、送られてきた子どもたちの写真を手渡した。ウジュワラは双子たちが映った写真の前で自分の息子とともにポーズをとり、もう一枚写真を撮った。それは、ウジュワラにとって、子どもたち全員と一緒に撮った唯一の写真だった。

キャロラインとウジュワラの関係は対等ではまったくなく、たとえばアムリタ・パンデ（Amrita Pande）やシャミラ・ルドラッパ（Sharmila Rudrappa）などのジェンダー研究者が強調するような「グローバルなシスターフッド」とはかけ離れたものであった。ウジュワラと子どもたちは絆で結ばれており、キャロラインは彼女に悪いことをしているかもしれないと思っていたが、自分にとって都合の良い、この不平等な関係を維持した。ここでは、体内で子どもを育てるという役割より、契約上の親子関係や遺伝的なつながりが優先されていた。キャロラインは、生殖細胞を自分が選んだ、または購入したことを理由に、子どもたちは自分のものだと感じていた。さらに彼女は、代理出産におけるすべての費用（体外受精、ウジュワラの食費や宿泊費、妊娠・乳母サービス）を負担していたことから、ウジュワラの身体と彼女が提供するサービスに対し、自分には支配権があるとも感じていた。これらの費用だけでなく、キャロラインは、ウジュワラの看護学校の費用や、彼女の息子の将来的な教育費としていくばくかの額を口座に入金した。こうした事実は、この代理出産が、人間の身体や生殖細胞、胎児、そして子どもなどの生体材料を通した再植民地化の一つの形であったことを示している。

ディンピー（と夫のディラジ）

ニシャ医師の助手であるハーニシュ医師から、出産した赤ちゃんとともに小児病院に入院している代理母に会いたいかと聞かれたのは、さらに多くの代理母たちに会おうとクリニックで待機していたときだった。彼の紹介で訪れた小児病院では、関係者間に緊張が走っていた。トルコ人の依頼者カップルが、赤ちゃん誕生の知らせを送ったのにもかかわらず音信不通になっていたためだ。

ディンピーと夫のディラジは近郊の農村に暮らす農業労働者だった。ディンピーの義姉であるサラは、病院で看護助手として働きながら、代理出産をしようか悩んでいた。代理出産をすることが怖く、一人で代理母住宅に入りたくなかったサラは、弟のディラジに、彼の妻ディンピーにも代理母になってもらい、自分と一緒に代理母住宅に行ってもらうよう説得した。ディンピーは最初の胚移植では妊娠にいたらなかったが、二度目で妊娠。女児を出産し、その子とともに近くの小児病院に転院した。

なぜ産後もディンピーと子どもを一緒に過ごさせているのかと医師に尋ねたところ、「代理母以外の誰に赤ちゃんを安心して頼めるというのでしょうか?」との返事が返ってきた。ニシャ医師は以前、代理母たちが欲しいのはお金だけであり、赤ん坊には興味がなく、関係性をつくらない(その気もない)のだと私に説明していた。しかし産後のディンピーに会うため訪れた小児病院で私が目にしたのは、まったく違う光景だった。赤ちゃんが泣いたり遊んだりしているとき、どちらの場合もディンピーは優しく赤ちゃんにキスをしたり、触れたりしており、そうした行為の中にはっきりと子どもへの愛着が見てとれた。ディンピーは私に、赤ちゃんとずっと一緒にいたのでごく自然に母乳を与え始めたと語り、おむつを替えたりなどの必要な世話を夫のディラジとともにすべてしていた。二人は赤ちゃんにアミタという名前までつけていた(これは自分たちの末娘の名でもある)。

多くの時間をディンピーたちと一緒に過ごすうちに、私は小さなアミタが大好きになった。彼らは依頼者カップルが今後も連絡を取り合いたいと望んでくれればと期待していた。しかし二一日後、ディンピーへの贈り物を持ってトルコから到着した依頼者カップルは、クリニックの規則に従い、医師にお金を託しただけで、再びディンピーに会うことなく去っていった。ディンピーは彼らが同じ建物にいたにもかかわらず、さよならも言わずに去ったことを知り、深く傷ついた。ディラジは受け取ったお金に舞い上がり、ディンピーは幸せそうな夫を見て喜んではいたものの、お金やその額を数えることには明らかに興味がない様子だった。ディラジは私たち（ディンピーと私）に、二度と赤ちゃん（アミタ）の名前は口にしないと明言した。しかしそれは、落ち込むディンピーの助けにはならなかった。ディンピーは家にいる自分の子どもたちが、決してアミタには会えないことを悲しんでいた。ある日、彼らや私の写真を撮影して、ディンピーにそれらを確認してもらっていたとき、私はうっかりアミタの写真にまで画面をスクロールしてしまったことがある。ディンピーは何も言わなかったが、その表情には感情的な葛藤が表れていた。

サララ

ディンピーと夫のディラジは、村へ戻ってから一週間後に家に訪ねてくるようにと私に頼んだ。代理出産に関わっていたかもしれないと村人たちに疑われるのを避けるためだ。彼らは親類たちにも代理出産のことは話していなかった。私をディンピーの村に連れていってくれたのは、サララ（ディラジの実姉）だった。看護職として働くサララの給料は一か月あたり九〇〇ルピー（一二・五〇米ドル）。サララの夫はキリスト教宣教団体の庭師として働いていたが、収入は月によって変動した。延滞分がまとめて支払われる月もあれば、一銭も支払われない月もあった。サララは友人を通して代理母について知り、大金を稼ぐ良い手段だと夫を説得しようとしたものの、夫は懸念を示した。そこで自らの弟ディラジに働きかけ、ディラジの妻ディンピーとともに代理母住宅へ入居する形になった。サララとディンピーの二人は一緒にクリニックを訪れ、手続きや検査を経てそれぞれの依頼者カップルと面会。最初の胚移植で妊娠したサララはそのまま代理母住宅に残ることになったが、ディンピーは妊娠せずいったん村へ帰らされ、数か月後に再度入居し、サララと合流した。サララの依頼者カップルは、ラジャスタン出身の在外インド人で、代理出産の報酬は三五万ルピー（四八〇〇米ドル）だった。サララには娘二人と息子一人の三人の子どもがいたが、代理母をするための一年間、そのうちの二人を夫が勤めるキリスト教宣教団体のホステルに預けねばならなかった。夫一人では娘たちの面倒をみることができず、夫の母にも断られたためだ。彼女は預けた娘たちの様子を心配していたが、自宅近くの代理母住宅に入っていたのにもかかわらず、娘たちに会いに行くことはできなかった。

サララは代理母の経験を以下のように語った。「とてもつらい経験で、もし私にお金があったら、たとえ一〇倍の報酬をもらえるとしてもやらなかったでしょう。でも私は本当に（お金に）困っていたので、たとえ報酬が三分の一だったとしてもやったと思います」。彼女は寮の管理人と良好な関係にあったため、お祭りのときだけ帰宅が許された。義理の妹であるディンピーがサララの数か月後に入寮してからは、サララの弟でありディンピーの夫であるディラジが、毎週末に家庭料理を届けてくれた。サララはこういった寮の管理人のような中間権力者と渡り合い、食事や施設の環境を少しでも良くしようと精一杯努力した。彼女によると、寮がきれいに掃除されたのは、ドキュメンタリーテレビの撮影スタッフがカメラとともにやってきたときだけだったという。寮はクリニックから二〇キロメートル離れた場所にあったため、依頼者たちがやってくることもまったくなかった。サララによれば、依頼者たちは代理母一人につき月々六〇〇〇ルピー（八三米ドル）の食費を支払っていたのにもかかわらず、出される食事は普通以下だった。寮には一度に最低一〇人ほどの女性たちが収容されていたとのことだ。食事の内容について寮の管理人に訊くと、「少なくともここでは、一日二食はきちんとした食事を食べられます。家で口にするのはバクリー（キビ粉で作る無発酵パン）と青唐辛子くらいでしょうから、感謝してもらいたいものですね」という返事が返ってきた。サララはニシャ医師にも食事についての不満を述べたが、改善されることはなかった。一方でサララは、自分が私［筆者］に話した内容を決してニシャ医師に言わないでほしいと私に頼んだ。現在、彼女はいわゆる代理出産の「斡旋業者」（たとえば、代理母候補を探して手数料をもらうといった）として、クリニックのために働いているからだ。サララの夫は、依頼者たちが代理母住宅で起きていることに煩わされることなく、それを知ろうともしないことに愚痴をこぼしていた。彼によれば依頼者たちは、代理母たちがどんなものを食べ、どんな状況に置かれているかに、もっと気を配るべきなのだと。

サララによると、依頼者から代理母に送られる現金の一部や贈り物は、たいていの場合、寮の管理人に横取りされてしまうそうだ。人間関係を管理するため、依頼者からの電話が代理母に取り継がれることもない。サララは私に、自分が出産した男女の双子の写真を見せてくれたが、子どもたちは二人とも明らかに低体重だった。質の悪い食事を与えられ、健康状態も芳しくなく、貧血になりがちな代理母から生まれる子には、とてもよくあることだ。総じて、サララは産後に依頼者たちに嫌な思いをさせられた。親である依頼者たちの到着が遅かったので、彼女は赤ちゃんたちの世話をし、子どもたちに母乳を与えた。依頼者が到着して双子を自分たちのホテルに連れ帰ってすぐ、サララは支払いを待たずに自宅に戻った。一年も彼女なしで過ごした子どもたちと夫に一刻も早く会いたかったからだ。一週間後、彼女が依頼者に電話をして双子に会いたいと申し出ると依頼者は了承した。双子を連れていくので夕方クリニックで待つようにとサララに伝えた。クリニックでサララは辛抱強く待ち続けた。二度ほど依頼者に電話をし、そのたびにちゃんと連れていくから大丈夫と言われたが、結局彼らは現れなかった。自分の生んだ赤ちゃんたちを見せたいと息子を連れクリニックで待っていたサララは、ひどく消沈し落胆して、夜遅くに帰宅した。多くのケースでそうであるように、依頼者がサララに電話をかけ、彼女や他の子どもたちが元気でいるかなどを尋ねたりすることも一切なかった。（妊娠中は）親切で優しかった依頼者の振る舞いは、（引き渡し後は）無視へと変わった。こうした依頼者の態度の変化は、代理出産すべての事例に見られるものだ。サララは言う。「依頼者と接触しないというのはある意味で良いことかもしれません。でなければ、私は子どもたちを返してと要求したでしょうから」。

インドの（あるいは他のすべての場所の）代理母たちは、自分たちはただ子宮――からだの中の使っていない空っぽの場所――を貸し、胎児を出産まで育てるだけで、その子どもは遺伝的には誰か別の人に属しているのだと医療者によって教え込まれる。『メイド・イン・インディア』[Made in India]というドキュメンタリー映画の中で、ロトゥンダ・クリニックのカシュル・カダム医師が「代理母たちを教育するんです。私は彼女たちに『からだの外で赤ちゃんをつくり、あなたたちの子宮に入れます』と説明します。必要なのは彼女たちの子宮だけだと伝えるのです」と語っているように。

妊娠・出産だけを、ある女性の存在全体から切り離すのは疎外の一形態である。医療者たちによって、再三にわたって自らの子宮から自分自身を遠ざけるようにと教え込まれているにもかかわらず、私がインタビューしたインドの代理母たちはみな、自らを子どもたちの母親とみなし、血縁という言葉を使ったり、産んだ子どもを自分の子どもたちのきょうだいだと表現したりしていた。私の研究に登場するシャマという代理母は次のように強調する。「赤ちゃんの母親は私です、私がおなかで育てたのですから。遺伝物質は彼らが与えたかもしれませんが、その子に血を分け与えたのは私です。何であれ私が食べたものがその子の糧にもなりますし、私のからだに十月十日もいるのですから、いくらかは私に影響するでしょう」。代理母たちは、依頼者と長く関係を続けたいと願っている。子どもたちが無事に育っているかが気にかかるからだ。しかしＩＶＦクリニックの医師たちは、代理母たちは子どもに興味はなく、ただお金が欲しいだけだと依頼者に告げる。こうした嘘を用いて、女性たちを管理し、彼女たちの産んだ子らを商品化する。人権侵害行為が行われる。規制は決して機能しない。唯一の解決策は、世界中で代理出産を禁止することだ。

訳注

＊1　カナダでは無償代理出産のみ合法であるが、代理母への必要経費や医療費の支払額を合計すると、国内での代理出産には五万八〇〇〇～九万カナダドルが必要となる（CBC 2020）。

＊2　代理出産を「命を授ける」「（命の）贈り物」といった表現で肯定するレトリックは元来、商業代理出産を問題視し、無償代理出産のみを可能とする国々で、代理出産を正当化する際に用いられてきた。インドでは商業代理出産にそのレトリックが応用され、代理母や依頼者らの抵抗感を減らす働きをしている。たとえばMajumdar（2017）。

からだもこころも滅茶苦茶に

マリーアンヌ（英国）

「手伝ってくれない？」これが私の人生を永遠に変えた質問です。後悔――微塵の疑いもなく、私は後悔しています。私は、今後私のように代理出産による搾取で苦しむ人を一人も出さない、というただその目的のためだけに、この話を書いています。

私は契約書も交わさず、信頼関係だけをもって体外受精型代理出産を始めました――これは大変な間違いでした。いまのところ英国では、代理出産契約には法的強行力がありません。それでも、契約書があれば、私の立ち位置を明確にし、後に法廷で争う際にも形のある具体的な材料を得ることができたでしょう。

私は、いとこが赤ちゃんを得るための手助けをすることで、彼女だけでなく、他の方々の人生も豊かにすることができると信じていたのです。なんと間違っていたのでしょう。私は条件を三つ提示しました。一つ目に、私の健康を最優先してくれること。二つ目に、私は私の子どもたちを優先すること、そして三つ目には、産後に私もその子どもと連絡を取り続けられること。「もちろんよ」という返事が返ってきました。「私たち家族じゃない。信頼関係があるでしょう」と言われました。

ところが、そうはなりませんでした。結局、私は肉体的にも精神的にも蝕まれていきました。そして自分の子どもまで失うことになります。

いとこと私は一緒に育ち、とても仲良しでした。いとこの父は私の父と兄弟です。私たちは、よちよち歩きのころから私が彼女の子どもを産むまでずっと、お互いの人生に深く関わっていました。彼女は、私の結婚式でブライズメイド代表まで務めてくれたのです。

いとこは三五歳のとき、不運にも、がん治療のために子宮を摘出しなければなりませんでした。でも、その前に先を見越して胚を凍結保存していました。私に体外受精型代理出産を依頼するのは、彼女にとってはごくシンプルな提案だったのでしょう。英国では代理出産の報酬を得ることは違法なので、いとこは私の家のキッチンをリフォームし、その費用を全額負担することで支払いに換えようとしました。私はその申し出を断り、私は愛のために代理出産するのよ、と言いました。また、商業代理出産には強く反対していることも、はっきりと伝えました。

しかし、私が考えに入れていなかったのは、彼女がどうしてもしたくてできないのに私にはできる「赤ちゃんの命を宿す」ことから生じた恨みでした。この恨みの感情について語られることは一度もありませんでした。その気持ちを認め、話し、カウンセリングを受ける代わりに、彼女はただ否定し、子どもの誕生後も否定し続けました。当時いとこの頭の中で何が起こっていたのかを理解しようとすることに、もう私は疲れ果てました。これは、私の家族と私自身を守ることなのです。

妊娠中はずっと問題ばかりでした。ホルモン処置のため、朝起きてから寝るまで、極度のつわりに悩まされました。妊娠初期の三か月間は、ホルモン剤に多量のプロゲステロンと血栓を防ぐための抗凝固剤が含まれていました。自分の健康に対するリスクを、私自身何も知らされていませんでした。

さらに妊娠がわかった途端、子どもに障害があると診断された場合の中絶に同意するよう迫られました。いとこも、彼女のパートナーも私も、このことは一度も話し合っていませんでした。同様に、帝王切開で出産することも強く求められました。これもまた、妊娠前には一度も議論されなかったことです。帝王切開については、私の助産師がまったくその必要がないと断言し、私のそしておなかの子の健康を考えても最善の策ではないと説明してくれたおかげで、免れることができました。病院のコンサルタントからは帝王切開を受け入れるよう説得されましたが、私は、帝王切開をするのは私か子どもの命が危険だと判断された場合のみだ、と言い続けました。

英国では、代理出産の依頼者たちは親権同意を得なければならず、これにより産みの母は子どもへの権利を放棄することになります。子どもが誕生した後、私はすっかり信用できなくなっていた彼らに親権同意することを拒否しました。すると、私はいとこと彼女のパートナーに告訴されました。二人からいじめや脅迫を受け、ついに英国裁判所ですべての親権を破棄する同意書に署名する結果となりました。この出来事で、私の精神はついに崩壊します。

それだけではありません。いとこたちは、私の了承なしに、私の子宮の写真をタブロイド紙に掲載したのです！　そうです。妊娠中にエコーで撮られた私の子宮です。その写真が、いとこの手で新聞社に送られたのです。彼女ががんを生き延び、そのうえ子どもまで授かることができたラッキーな人間なのだと世界中に知らしめるために！　さらにいとこは、代理出産を含む彼女の新しい不妊治療ビジネスの宣伝としても、その写真を利用しました。

つまり彼女は、赤ちゃんを得るために私を利用しただけでなく、誕生した赤ちゃんを金儲けのために利用したのです。

当然のことながら、妊娠中に服用した薬剤によるホルモンの変化は、私の身体を蝕みましたが、代理出産という過程そのものによる心の乱れ、そして告訴を含むいとこの非道な仕打ちも、健康を悪化させた大きな要因でした。いまも、どうやって生き延びているのか全然わからない、と思うような日があります。

おなかに子どもを宿した女性は、その子が自分の子であってもなくても、愛情をもち始めるものでしょうか？　答えはきっと、一人ひとり違うのだと思います。私自身はといえば、最初はあまり強い感情を抱いてはいませんでした。卵子が自分のものではないと頭ではわかっているので、「血のつながった」子ではないと考えていたのです。自分の中で育っていくその子については、自分自身の子どもを妊娠したときと同じようには感じていませんでした。でもそれは、赤ちゃんを気にかけていなかったということではありません。そして、赤ちゃんを守るつもりがなかったということでもありません。

ところが、妊娠が進むにつれて、その子への愛着はどんどん強くなっていきました。出産後、私は虚無感に襲われました。心にぽっかりと大きな穴が空きましたが、何のサポートもありません。私は自分自身に言い聞かせました。「彼らのしたいとおりにするのよ。みんなが言うとおりに。自分の感情なんか忘れてしまいなさい」。子どもを失うことへの後悔や悲しみを表に出すのは許されなかったのだと思い出します。赤ちゃんに対する愛情や愛着をどう処理したらいいのか、アドバイスもカウンセリングもありませんでした。ネット上で助言を求めたり、自分自身の妊娠の経験から何かしら答えを引き出そうと試みました。

クリニックは、代理母がこれから生まれる子どもに対して愛着を感じるようになっても、精神的・肉体的サポートに関する情報は一切提供しません。妊娠と出産に関わる肉体的なリスクについて話すことにしか、興味はないようです。いとこも同じでした。妊娠中も産後も、私の感情については一切話したがりませんでした。

当時、私自身の子どもたちの方が、私よりもずっと打たれ強かったのですが、後になってから、娘も精神に影響を受けていたと気づきました。ずいぶん長いこと、娘は「赤ちゃん」という単語を口にすることができませんでした。そして、テレビに乳児が出てきたりするとすぐに消していました。彼女または私を——もしくは私たち二人ともを——守るために。代理出産は私のパートナーにとっても過酷なプロセスでした。彼は、その子に何の感情も抱いていなかったと認めています。それでも、私が被った感情面での後遺症を目の当たりにし、対処するしかなかったのです。それに、もうどうしても私が子どもたちの面倒を見られなくなったとき、彼がその代わりをせざるを得ませんでした。私が限界になったとき、彼は仕事を辞めなければならず、それは私たちにとって経済的な破滅を意味しました。

私の赤ちゃんは二〇一四年の五月に誕生しました。そしてその一年後、私は心療内科で心的外傷後ストレス障害に加え「産後精神病」を患っていると告げられました。いずれも、出産後に病状が好転することはありませんでした。いまでも、中程度のうつ状態から自殺願望まで、激しい気分の変動に悩まされています。不安やパニック発作は毎日のように起こり、子どもたちも私も、カウンセリングを受けなければなりませんでした。また、私は子宮が肥大しており、その理由を探るために生体組織検査を受けました。代理出産の際に受けたホルモン処置が、この問題の要因なのではと懸念しています。こうした健康問題はすべて、投与された薬剤や妊娠中と産後に受けた扱いなどによる不安やストレスの結果です。

あまりに事態が悪化したため、私の子どもたちの父親である元夫は、私の健康状態が子どもたちの健やかな生活を脅かしており、誰もが私の精神状態を気にかけているというソーシャルサービスから得た証拠とともに、この問題を裁判に持ち込みました。二〇一五年一〇月、当時一一歳と七歳だった私の子どもたちは、私から離され、代理出産前に離婚をしていた元夫と暮らすことになりました（現在のパートナーはこの件について何も言いませんでした。こうしたストレスが私たち二人を引き裂く結果にならなかったのは幸いでした）。いとこのために出産した子どもを失った悲しみを抱えていたというのに、その私から、私自身の子どもをも奪うことがいったい何の助けになるというのでしょう。ありがたいことに、その後子どもたちは私の元に戻されましたが、一年近くも子どもたちから離れて暮らすよう強いられたことで、私はさらなるトラウマと心痛を抱えました。

代理出産以前、私は教師をしていましたが、もうそのキャリアも終わりです。もう、自分の子ども以外の、別の誰かの子どもたちの面倒見ることができなくなったのです。

子どもを産むために女性が金銭を受け取ることは、決してあってはならないと思います――どんな理由があっても、子どもを金で買う権利など誰にもないのです。そしてたとえ金銭のやり取りがなかったとしても、代理出産には、どうしたって乗り越えられないリスクや問題がついてまわります。私の人生に降りかかった悲劇を見てください。

いとこと彼女のパートナーは、彼らに感謝されるべき人間である私が、いまだに抱えきれないほどの苦悶と心理的拷問に苦しんでいると知りながら、なぜあれほど残酷で非情になれたのでしょう。私は謝罪を求めました。何度も繰り返し要求をしてやっと返ってきた言葉がこれでした。「私たちがあなたを傷つけ苦しめた、とあなたが感じられていることを残念に思います」。自分たちが引き起こしたダメージの責任を認めるのが、どうしてそんなにも大変なことなのでしょう。悪かったと思っているのでしょうか？　何も感じていないのでしょうか？　実はひどく後悔しているのでしょうか？　私にはわかりません。いとこたちは裁判中に、子どもの産みの母親が私なのは残念だ、とまで言いました。それは、私が彼らの娘を出産したこと、つまりいとこができなかったことを私がしたという事実を嫌悪しているからなのは確かです。でも、彼らがその事実を認めることはとうていないでしょう。そして、彼らが私に、代理出産したことを後悔しているかどうか尋ねることも、決してないでしょう。聞かずとも答えはわかっているはずです。

もしも代わりに子どもを産んでほしいと誰かに言われたらどうしたらいいか、と娘に尋ねられました。私の返事はシンプルでした。「ＮＯと言いなさい。自分のからだと心をそんなふうに悪戯に扱ってはいけないの。それが誰のためであっても」。

代理出産はビジネスである

エレナ（ルーマニア）

＊エヴァ・マリア・バッヒンガーへの語り

ルーマニアのブカレストで、小雨のぱらつく日だった。私は一五分早く着き、銀行とファストフード店の間で待った。ブカレストのダウンタウンにある、にぎやかなショッピングセンター内の一角である。ショッピングセンターで代理母と会うというのはある意味奇妙なことだが、別の意味ではとても適切である。代理出産の手配はビジネスである。つまり、子をもうける妊娠代行は金になる。突如、背の高い金髪の女性が、誰とも知れぬ道行く人々の群れから姿を現した。髪にゆったりとリボンをまとったさまが幼い少女のようである。私はややいら立ち気味に彼女に目を向けた。手にはそこらの店のチラシが一枚握られており、全品二五パーセントオフと書かれている。「こんにちは、エレナです」と彼女は言った。ほとんど訛りのないブリティッシュ・イングリッシュだった。

三二歳になった時、子どもが欲しくてたまらなくなりました。私は母親になる適齢期を過ぎていました。妊娠して、太って丸くなって、母乳を与えられるようになって、もう役立たずの状態から脱したかったのです。パートナーをもって子を授かるといったこと全般がいまだにうまくいかなかったから、ほとんど自暴自棄になっていました。それで数か月前に代理母候補としてfindsurrogate.comというウェブサイトに登録したのです。数日のうちに世界中から問い合せがありました。私は英語がとてもうまく、タイピングも速くてミスもありませんが、その指をもってしても、全員に返信を送るには時間がかかりました。問い合せはカナダやイギリス、アメリカ、中国、ヨーロッパ諸国から送られてきました。送り主は夫婦や同性愛者、独身男性でした。一日に五件のメールを受け取ることもありました。男性の中には変なメッセージを送ってくる人もいます……私はとても真剣にサービスを提供しているのに。けれど男性カップルはいやです。母親抜きでどうやって子どもが育つというのでしょう？＊＊1

代理出産はルーマニアでは規制されていません＊1。ただ医者のところへ行って、お金を払えば済む話です。あるいは自宅で行うこともできます。男性が精子を手渡し、私が体内に入れます。なんてことはありません。依頼者カップルには、彼らのために赤ちゃんをつくることができて、とてもうれしがっているようなふりをするつもりです。そしてこう言うのです、私は妊娠するのが好きで本当に助けになりたいの、って。彼らは決して私の本心を知ることはないでしょうね。依頼者との間でもろもろのことが決まったら、一緒に医師のところへ行きたいと思っています。ルーマニアではお金があれば何でも解決できます。私の値段は、妊娠と出産で八〇〇〇ユーロです。ここでの生活は実に厳しくて、物価は高いのに給料は低いのです。代理出産は十分なお金を稼ぎ、食卓にパンを得るための一つの手段です。当然、代理出産をするのはお金のためです。理にかなっているでしょう？　この危険な事業に身をさらしているのは、お金を必要としている、あるいはもっとたくさん必要としている女性だけです。高学歴で高給取りの人たちがお金を払って子どもを産んでもらうのであって、その逆ではありません。しかしかなり貧しい女の私には奥の手があり、強みがあります。私にはその金持ち女にはできないこと、つまり、妊娠することができるのです。私はそれを誇らしく思います。もっと言えば、優越感を抱いています。

代理母はモルドヴァ（ルーマニアとウクライナの間の小さな国）にもたくさんいます。彼女たちは貧しいけれど健康で、自家栽培の良質なものしか食べません。たばこは吸わず、鶏を飼って野菜を育てています。代理母を探すにはうってつけの場所です。若い女性がたくさんいますから。彼女たちはとてもきれいですよ。イタリアへ行って売春婦になる前に代理母になるのです。妊娠と出産の対価として求めるのは五〇〇〇から八〇〇〇ユーロ程度です。彼女たちの大半はすでに母親なので、妊娠・出産で何が起こるかも知っています。

私は卵子を提供することについても考えてきましたが、まだちゃんと調べてはいません。卵子提供もルーマニアでできます。もちろん商業的な卵子提供は禁止されていますが、ルーマニアは開拓時代のアメリカ西部のようなものです。問題はお金だけで、他は何も重要ではありません。政治家は自分がどれだけ稼ぐかにしか興味がありません。そのうえ、彼らの腐敗したふるまいが暴かれることも、彼らが法廷で裁かれることもないのです。

訳注

＊1　ルーマニアでは代理出産に関する明確な法規定はないが、既存の法の解釈と「法的に禁止されていないものはすべて許容される」という原則に沿って、憲法裁判所や通常裁判所は代理出産を容認する姿勢を示している（Brodeală, 2016）。

監訳注

＊＊1　本章のインタビュイーは特定の属性をもつ人の育児を根拠なく批判的に論じている。このような価値判断は日本語版制作者の意図するところではないが、翻訳書としての位置づけ上、原文に忠実に訳出した。

張った乳房と張り裂けそうな心で、独り残されて

ミシェル（米国）

私はこれまでに三回代理母になりました。すべて、体外受精型代理出産でした。毎回個別に契約を結び、支払いを受けました。

私が行った代理出産のうち一回は、双子の妊娠でした。三件の代理出産契約のうち二件は、ドナーから提供された卵子を使用しました。それらの依頼者カップルはいずれも、卵子を提供した女性が生まれた子どものことを知るかどうかは「たいしたことではない」かのような様子でした。依頼者側にしてみれば、「占有は九分の勝ち目」*1なのです。

私には、自分の子どもが三人います。

私の三件の代理出産契約は、住んでいる所とは別の州で仲介してもらいました。斡旋業者が関わったのは一件だけで、その業者は、私の子宮を利用して五〇〇〇ドルを稼いでいる期間だけは連絡をしてきましたが、その後は一切何の音沙汰もありません。

私は、他者を助けるために代理母になった、と言いたいところです。しかし、実は他にも理由があり、多くは利己的なものでした。私は稼いだお金を、自分の学費や、家の頭金にするつもりでした。

体外受精型の代理出産だったら、私と子どもの間に血縁関係もないので、何の愛着も感じないだろうと思っていました。でも、それはなんと悲しい勘違いだったのでしょう。私はいま、愛着なしに子どもを妊娠するなんてほぼ不可能だと気づきました。そして、確かに私は、強い愛着をもつようになりました。

代理母になるときは毎回、とてつもないプレッシャーを感じていました。代理母は、契約でがちがちに縛られるからです。実際、私の住む州では、いったん代理出産契約に署名すると、それを撤回するという選択肢はありませんでした。完全に、契約の奴隷となってしまうのです。

代理出産の妊娠中はいつも、最後までお金を受け取ることはありませんでした。一方で、私に法的権利がほとんどないことに合意させる書類手続きはたくさんありました。お金が関わると、プレッシャーを感じないでいることは、とても困難です。

最初の代理出産では、私はおなかの子とのつながりを強く感じました。出産のため、列車でミシガン州まで行くことも考えました。子どもの親権を争うには、その方が有利だと思ったからです＊＊1。私は業者からもらう小切手の現金化をやめました。私は、わずかな手当を毎月もらっていましたが、金額の大きい小切手は最後に受け取ることになっていました。業者は、自分たちの利益しか考えていませんでした。最初の代理出産では、収支も合いませんでした。私は自分の教育を修了するまでに、民間の医療保険（health insurance）を月四〇〇ドル以上払っていましたが、依頼夫婦は、保険料の支払いを申し出てくれたことさえありません。彼らには五〇万ドルもする持家があり、私には何もないというのに。後で知ったことですが、この「ママ」は、妊娠を偽装し、友人や家族みんなに自身が妊娠したと信じ込ませていました。また、そのころ、彼女は私と関係を維持するのを煩わしく感じるようになっていました。私たちが昼食を一緒にしたりすると、誰かに見つかり、秘密がばれてしまうかも、と恐れていたのです。あるいは、娘がもしその真実を知ったら、母としての自分への愛が薄れるかもしれない、と。

そのため、二件目と三件目の代理出産契約書には、産んだ子どもと私自身が「二人きり」で三時間過ごすことができる、と記さなければなりませんでした。これは、最初の代理出産でひどい経験をしたからです。しかし、それでも、現実にそうできる保証はないのです。子どもが生まれてしまうと、代理母の発言権は一切なくなります。向こう側の「親」が許可しない限り、子どもと接触もできないのです。私たち代理母は、破裂しそうなほど張った乳房と、同じく張り裂けそうなほど悲しみに満ちた心を抱え、独り取り残されるのです。

私は、一回の代理出産につき、約一万八〇〇〇ドルから三万五〇〇〇ドルの報酬を受け取りました。でも、これらすべての妊娠期間において、契約上では依頼者夫婦が支払うべき経費を、私が自分で負担したものもあります。子どもが生まれてしまうと、以前にこちらが支出したお金を回収したり、後から追加料金を請求したりするのは非常に困難です。依頼者たちは、文字どおり、気にもとめないことが多いのです。私は、法的にも私には支払い義務がなく、払い戻しもないのに、しばらくの間、自分の健康保険でそれらの子どもたちを妊娠していたことが、何度かありました＊＊2。

代理出産の手続きに入る前、私は肉体的および精神的な健康リスクの可能性について助言を受けましたが、私はそのやり方に疑問を感じています。事実、子どもを九か月もの間、愛情を感じずに宿すのは、不可能とは言わないまでも難しいことです。私は、依頼者の親たちのいわゆる心理評価に疑問を感じました。実際、彼らがその評価を受けたかどうかも疑問ですが、ほとんどの場合は受けていません。もし、最初の代理出産カップルについて、いまわかっていることを当時の私が知っていたら、彼らのために子どもを妊娠することはなかったでしょう。

三件目の妊娠中、私は健康にはとても恵まれていました。最大の問題は、双子を妊娠したときに倦怠感がひどかったことと、妊娠三〇週で仕事を辞めなければならなかったことでした。他の妊娠では、お産の直前まで働きました。

今回の代理出産では、三つ子妊娠の兆候があり、怖いと感じました。依頼者の女性はすぐに私にメールを送ってよこし、「ああなんてことでしょう、もし三つ子だったら、減数するつもりでいます」と告げたのです。契約書を見直してみるとまったく逆の内容で、減数手術（つまり、一部の胎児を中絶すること）は、子どもの健康状態に問題がある場合にのみ行うこと、と書かれていたので、これはとてもおかしなことでした。契約にはそう書いていないのに、「減数」すると言い張られたらどうしようと、当惑しました。でも、幸い問題になることはなく、結局、私は一人の赤ちゃんを妊娠していたのでした。

精神的には、最初の代理出産が一番つらかったです。そのことを思い返したり、考えたり、書いたりすると、いまでも心が痛みます。子どもが誕生する前、依頼者の女性は実にさまざまな約束をしてくれたのですが、私は彼女がそれを守らないような悪い予感がしていました。そして、その勘は正かったのです。私は彼女に「赤ちゃんを連れてこの部屋を出る前に、抱っこさせてください。お願いです」と懇願しなければなりませんでした。彼女は不満そうでしたが、同意しました。彼女は部屋から出る前に、赤ちゃんを私に抱かせてくれました。それでも、私がその子を抱いたのは、二分にも満たなかったのです。実は、私が二日間入院していた間に赤ちゃんを抱くことができた時間は、合計で五分足らずでした。彼らは赤ちゃんを何度か私の部屋に連れてきてはくれました。一度目は、子どもの頭に「分娩時の」アザがあるといって、起こしたり、泣かせたりしたくないと言いました。私は新生児ベッドのそばで彼らの写真を撮り、それで、その赤ちゃんにやっと会えたのです。

二度目に彼らが来たときには、私に赤ちゃんを抱かせてくれました。私が抱くと、赤ちゃんが身じろぎし始めました。その子は「産みの母である」私の存在に気づき、つながりをもちたかったのでしょう。私は病院のベッドの上で、両脚の間に赤ちゃんを置き、毛布をめくり、彼女を覆っていた幾重もの着衣をはがし始めました。子どもを産んだばかりの母親なら誰もがそうするように、本能から、四〇週以上おなかの中で育てていた私の子、私の赤ちゃんを見ようとしました。ところが、赤ちゃんが身体を動かし、声を立て始めるやいなや、依頼者の女性は「あ、あ、あ！」と言いながら、手を伸ばして赤ちゃんを奪い取り、私がそれ以上子どもを見つめたり、つながりをもったりしないようにしたのです。赤ちゃんは私の腕から取り上げられると、すぐに泣き始めました。すると依頼者の男性の方が赤ちゃんを妻の手から取り上げ、立ち上がって、子どもを泣きやませようとあやし始めました。

私はあの子とつながりを強く感じ、あの子も私とのつながりを感じていたと思います。私は八か月間、その赤ちゃんのために搾乳しました。依頼女性は、私が彼女たちの自宅に毎週母乳を届け、そのときに子どもを抱っこし、少しの間二人を見ていてもよいと約束していました。しかし彼女はその約束を破りました。退院して家に戻るとすぐ、彼女からメールが届き、彼女の夫が私の家に母乳を取りに来るので私の都合を教えてほしい、と告げられたのです。それは八か月続き、私は一度も赤ちゃんに会えませんでした。一日五時間、私は手動の搾乳機で母乳を搾り、後には、電動の搾乳機を使いました（それは私が自費で購入しました。その夫婦が器具の代金の他、搾乳という飽き飽きする作業にかかった時間や、それに要した経費の支払いを申し出たことは一度もありませんでした）。

私は、赤ちゃんの二歳の誕生日にランチに招待されましたが、そこで「ママ」から、とてもひどい扱いを受け、彼女から憎しみの感情さえ感じました。私は、ランチの後「パパ」にメールを送り、私はこれ以上そのような関係に身を置くことはできないし、それを望まないと伝えました。もし、依頼女性が私をもっと適切に扱ってくれなければ、私は自分のためにこの関係を終わらせなければならない、と言いました。「パパ」はメールの返信で、私がそう感じるのは当然だと告げました。というのも、「ママ」は妊娠を偽装し、家族や友人に嘘をついていたので、彼女は、自分が妊娠していなかったことに周りが気づくのではないか、また、子ども自身がいつか、自分のおなかから産まれたのではないと知って、自分への愛情が半減するのではないかと恐れていたからです。さらに「パパ」は、私が産んだという事実を「ママ」がその子に話すつもりは一切ないと言いました。

ところが、彼らが私の願いどおりにこの関係を終わらせることはなく、依頼者の女性は私をバーベキューや昼食に招待したりして、さらにずるずると数か月間ほど関係を続けようとしました。昼食の席で、彼女は「(代理出産は) うまくいかなかった」と言いました。私の怒りは頂点に達しました。私は立ち上がり、彼女に「好きにすれば」と言い放ちました。なぜ彼らは、私の希望どおり関係を終わらせてはくれなかったのでしょう? でも、それが彼女のやり方なのです。彼女は、あたかも自分が支配しているかのように見えなければならないのです (というのも、現実には、制御できていないからです)。私に「この関係は健全でないので、お別れします」と告げられるのではなく、彼女自身が、彼女らしい卑劣なやり方で、この関係に終止符を打つ必要があったのです。

いま、私は怯えています。間もなく次の赤ちゃんを出産します。私はこの不安感が大嫌いです。それは、「わからない」ことへの不安です。産後に私がこの子に母乳をあげられるなら (私は本当にこの子に母乳をあげたいのです！）、どれだけの期間会えるのか、状況がどれほど早く変化するのか、私がいつ赤の他人になるのか、何もわからないことです。誰もが、どんな気持ちかと私に尋ねるので、私は彼らに正直に伝えます。「最悪です。子どもを四〇週間も身ごもって、愛情を感じないなんてありえません」。

私は、血縁があろうとなかろうと他人のために妊娠することを、他の女性に決して勧めません。彼らがあなたにどんな約束をしようと、それは実現されないのです。女性が赤ちゃんを身ごもりながら、生まれる子を抱いたり、母乳をあげたり、おむつを変えたり、耳元で愛情のこもった言葉をささやいたりしたいと思わないなんて、想像もできません。実は、双子を妊娠したときには、私は「幸運」に恵まれ、産後にそうする機会を得られました。それでも、いまではもう双子には会っておらず、彼らは私と一緒にはいません。そして、長い間おなかの中に赤ちゃんを宿し、絆があるというのに、後で何が起こるかわからないというのは、耐え難い重圧なのです。

産後すぐに子どもを渡さなければならないのは、本当に最悪です。双子のときは、実際に子ども一人ひとりと一緒に過ごすことができ、好きなだけ抱いてかわいがることができたので、良かったのです。［一回目の代理出産で］子どもを生んだときはひどいものでした。依頼者の夫婦は私に子どもを抱かせたり、かわいがらせたりしない方が、自分たちのためになると思ったのでしょう。しかし実際には、私に赤ちゃんを抱かせたり、赤ちゃんが無事でありますようにとお願いする時間をくれなかったことで、彼ら自身が数か月間のつらい時期を過ごすことになったと思います。なぜなら、それは最も大切なことだからです。私がどう感じるかは別として、赤ちゃんはどのように感じるでしょうか？代理出産に従事する人たちは、赤ちゃんが、生まれる前から環境を見て、聴いて、匂いを嗅いでいることを知っている、教養のある人が多いのです。それでもやはり、彼らは赤ちゃんを母親からさっさと取り上げて、別の親の子として位置づけるのです。彼らは、代理母と子どもの間に一切の絆がないようにしておきたいので、子どもを傷つけてもかまわないと思っているのです。本当にうんざりします。赤ちゃんは白紙状態ではありません。その子どもの親が誰かに関係なく、その赤ちゃんを体内に宿した女性は、その子とのつながりをもちます。愛情を感じないふりをするのは、ただ無知だからなのです。結果的には、女性が傷つくでしょう。代理母になるかどうかを考えているすべての女性にお伝えします。お金のためでも、自己充足の幻想のためだろうと何だろうと、別の方法を探してください。それによって、あなたはあなた自身を傷つけるだけでなく、おなかの赤ちゃんまでも傷つけることになるのです。

訳注

＊1　所有権さえあれば、訴訟になっても九割は勝訴できるという意味のことわざ。

監訳注

＊＊1　ミシガン州は商業代理出産を禁止しているため、ミシガン州で出産すれば、代理出産契約は無効となり、実の親として親権を確保できる。

＊＊2　一般的な医療保険は、代理出産による妊娠・出産に伴う医療費をカバーしていないため、依頼者は「代理出産保険」（surrogacy insurance）を購入し対応する。そのような保険に加入していない場合には、原則として医療保険が適用されず、高額な医療費を自己負担せねばならない。ここではミシェルが自らの医療保険を、規定に反する形で利用せざるを得なかったことが示唆されている。

「無私」のドナー

ヴィクトリア（ハンガリー）

＊エヴァ・マリア・バッヒンガーへの語り

ヴィクトリアは根本の黒い金髪をしている。メイクは濃く、真っ黒なアイシャドウで目の縁を囲っている。そのせいで彼女は実際よりもさらに青白く見える。彼女が話すたび、たくさんのイヤリングとバングルがジャラジャラと音を立てる。大きなタトゥーがたくさん彫られている。いちばん目につくのは二の腕のもので、彼女の子のうちの一人の顔が刻まれている。ヴィクトリアはいま三七歳で、あまり体調がよくないのだと言う。月経の周期はかなり不規則で、頭痛が頻発し、糖尿病に加えて肝臓と甲状腺にも問題を抱えている。

夫と私は自分たちの子どもがもてるように、体外受精を五回受けました。けれどうまくいかなくて、私たちはあきらめることにしました。その後、私は卵子を提供するためにホルモン剤による卵巣刺激を二度行ないました。それまでは妊娠・出産に困難を抱えたことは一度もありませんでした——何といっても、以前の関係から、私にはいま八歳から一六歳までの四人の子どもたちがいますから。しかし体外受精を五回試したあと、欲しいときに子をもてないことがどれほどつらいのか気づきました。それで私は卵子を提供することに決めたのです。お金はまったく欲しくありませんでした。ハンガリーでは余剰卵子は凍結されないので、他の女性のために十分な卵子をつくり出すには再度ホルモン刺激を受ける必要がありました。けれど私は最初の刺激で危うく命を落とすところでした。医者が言うには、五〇個の卵子を採取したそうです。

通常、採取される成熟卵ははるかに少なく、平均で一〇個である。正常な卵巣の大きさは三〜五センチメートルであるところ、ヴィクトリアの卵巣は一五センチメートルにも肥大していた。

私はソファに横になることしかできず、もう子どもたちの面倒を見ることもできませんでした。おなかが大きく膨らみとても痛みました。肺に水が見つかったときには入院することになり、血栓症か肺塞栓症になる可能性があると言われました。

ヴィクトリアは命に関わる卵巣過剰刺激症候群（ＯＨＳＳ）に侵されていた。しかしこの危険な警鐘をもってしても、彼女が他人のために「無私」の卵子提供者になろうとする使命から降りることはなかった。

その後、医師はこのようなことが二度と起こらないよう、注射するホルモンの量を減らすと私に保証しました。だからもう一度ホルモン刺激を受けることに同意したのです。しかし運悪く私はやはり副作用に苦しみ、ひどく体調を崩しました。二度目には、私は三〇個の卵子をつくり出しました。自分自身をとても誇らしく思いました。

この二度の卵子提供以来健康に多くの問題を抱え、いまやハンガリーで卵子提供者になるための公的な年齢制限である三五歳を超えているにもかかわらず、ヴィクトリアはもう一度提供を始めることを考えている。表向きにはハンガリーでの卵子提供は近親者だけに限られている*1。

しかしヴィクトリアの二度の卵子提供は、インターネット上で出会った外国人へのものであった。

私はメールをたくさん受け取り、五〇〇ユーロまで支払うと提案されました**1。多くのカップルが卵子提供を秘密にしておくことを望んでいました。家族には知られたくなかったのです。だから彼らは親戚には頼みませんでした。ハンガリーでは、卵子提供の契約を弁護士に証明してもらわねばなりません。弁護士事務所に行ったとき、私たちはみんな親戚だとだけ言いました。弁護士がその発言を確かめることはありませんでした。

三度目の卵子提供のために、私たち――カップルと私――はオーストリアのＩＶＦクリニックに話をもちかけました。ハンガリーのＩＶＦセンターには私の年齢が理由ですでに断られていたからです。オーストリアのクリニックは、一万五〇〇〇ユーロで処置を引き受けるとカップルに提案しました。しかしそれは高すぎだと彼らは考えました。

オーストリアの法律では三〇歳を超えた女性による卵子提供を禁止しているというのに！

私が卵子提供を行なったことで二人の女の子が生まれたことは知っています。彼女たちの両親とはごくたまに連絡を取っています。子どもたちは私が遺伝的な母親であることは知りません。私は赤ちゃんの中に自分の一部があることは知っていますが、二人が自分の子どもでないとわかっています。彼女たちは私のおなかの中で育ったわけではないし、私が産んだわけでもありません。二人はきっと、私たちが「協働」したことに関してこの先何一つ知ることはないでしょう！　けれど、距離を保ち続けるのは難しいと思っています。私はいずれの妊娠の経過も、非常にわくわくした気持ちで見守っていましたし、女性と発育中の赤ちゃんのことを、ときにはとても心配しました。診察後に電話をかけてきてすべて順調だと伝えてくれると本当にうれしかったです。生まれたと知ったときには歓喜のあまり泣いてしまいました。子を切望している二組のカップルを助けることができたのは素晴らしい気分です。しかしその子どもたちと自分自身の子がどれほど似ているかを見ると、不思議な気持ちもします。

ヴィクトリアから「収穫」した他の七〇個以上の卵子に何が起きたのか、ただただ不思議でならない。チェコ共和国には儲かる卵子のブラック・マーケットがあるとの噂が流れている。ヴィクトリアの卵子に何が起こったのか、私たちには知る由もない。

ヴィクトリアは日記にこうつづっていた。「[他の女性にとっての]出産予定日が近づくにつれ、赤ちゃんを望む気持ちから、つわりのような症状がからだに現れる。空虚さから気持ちはすさむ。新たな母親を見るたび、私は歓喜と絶望を同時に味わうことになる。」

私は何も後悔していません。とはいえ、二度目の卵子提供には同意すべきではありませんでした。夫もそれには反対していました。私は自分の健康を危険にさらし、三か月の生活を犠牲にしたと思っています。体調が回復するまでそれほどの期間を要しましたので。その一方で、これらの家族には現在子どもがいるのです。

ヴィクトリアはそのパンク・スタイルの外観と大きなタトゥーとはまったく対照的な、聖人のようなオーラを醸し出している。彼女の夫はカフェでの面談にやってきたが、ほとんど口をきかなかった。研究が示すように、女性はパートナーの不妊に対して多くの場合罪悪感を覚え、なんとかしてそれを埋め合わせようとする。だからといって卵子提供が報われるとは限らない。それは女性の健康に深刻な脅威をもたらす。二〇一五年の初め、ヴィクトリアは私に言った。定期健康診断で子宮に複数の嚢胞と筋腫が見つかったのだと。

訳注

＊1　オーストリアでは一九九二年に制定された生殖医療法のもとで、非配偶者間人工授精や卵子提供、着床前診断、代理出産、同性カップルの生殖技術の利用が厳しく禁止されてきた。しかし二〇一五年の法改正により卵子提供や着床前診断、非配偶者間人工授精、レズビアンカップルの生殖技術の利用が容認されるに至った。よって本文中のオーストリアの法律は、二〇一五年に制定された新たな生殖医療法（Fortpflanzungsmedizinrechts-Änderungsgesetz 2015）を指すと思われる。同法では卵子提供に関して年齢制限が設けられており、ドナーは一八歳以上三〇歳以下、レシピエントは四五歳以下と定められている（Griessler & Hager, 2016）。

監訳注

＊＊1　ハンガリー中央統計局によれば、同国における二〇一五年のフルタイム労働者の平均月収は、政府からの家族手当を含め、二四万七七〇〇フォリントである。当時の為替相場を用いると、約八〇〇ユーロに相当する。https://www.ksh.hu/docs/hun/xftp/idoszaki/mo/hungary2015.pdf（二〇二一年八月一二日訪問）

善意が人種差別と憎悪に出会うとき

トニ（米国）

代理母になることを決めたのは、とっさの決断でした。夫と私は、子どもをもつには体外受精をするしかないと考えていました。私が卵管結紮をしていたからです。私は考えてみて、大丈夫、私たちはまず他の夫婦の代理出産をし、その報酬で自分たちの体外受精を賄えるだろうと思いました。それで私は最後までやり通したのです。

依頼者である夫婦と私の夫と私は、同じクリニックに通うことになっていました。そうすることで、私たちが払わなければならない費用を大幅に節約できるからでした。私たちはその体外受精を、わずか一万三〇〇〇ドルで受けられる予定でした。

私たちは二〇一六年、ついに依頼者の夫婦と契約を結びました。夫と私は代理人や弁護士を通さず、その夫婦の弁護士が作成した契約書に署名しました。いまではどうかしていたと思いますが、私はその夫婦を「クレイグスリスト」*1で見つけました。彼らは「クレイグスリスト」に代理母募集の広告を掲げていて、私がそれに応じたのです。

私が彼らに産んだ子どもは、男性の方の依頼者の遺伝的な子でしたが、女性の依頼者には不妊の問題があったので、彼らは卵子ドナーを利用しました。

私は最初の胚移植で妊娠しました。経過は順調で何の支障もありませんでした。でも残念なことに、六か月しか続きませんでした。私はあらゆる診療科の医師の診察を受けましたが、悪いところは何も見つかりませんでした。初期にはいくらか出血があることは、聞いた話ではよくあることで、異常ではありません。多胎妊娠でした。私は双子を妊娠していて、初期には絨毛膜下血腫がありました。それだけのことです。身体的には、それ以外はすべて順調でした。

私が妊娠したことがわかるやいなや、依頼者の夫婦に妙な言動が現れ始めました。私はすぐさま依頼者の女性から、「はい、奥様」と言って彼女に従うようにと指示されました。今後は私の夫を私の病室には入らせないと言われました。出血して病院に行きたい場合には、許可をとるようにと命じられました。依頼者の女性は、私が出血してＥＲ（緊急救命室）に行ったからという理由で怒りました。決めるのは私ではないのでした。彼らは私に、彼らが私を雇っているのだ、だから私のしたいことは何でも彼らに知らせるのが私の義務であり、私はまず彼らの許可をとらなければならないのだと言いました。

「はい、奥様」と言えと命じたとき、彼女は、私は生まれが卑しいから頭がおかしいのだろうと言いました。私はまったく唖然としてしまいました、だってそのときまでは、すべてが完璧に進んでいたからです。それで私は、自分はもうあなたとは話せない、男性の方の依頼者と話す必要があるようだ、彼の精子で妊娠したのだからと応じました。でもそれもうまくいきませんでした。彼こそ、私の夫をもう私の病室には入らせないと言った張本人だったのです。その時点で、私はもう依頼者のどちらとも話せなくなりました。それで私たちは、弁護士を通して話す必要を感じ、弁護士を探しに行かなければならなくなりました。幸いにも、夫は勤務先で法的サービスを受けられたので、初めのうち地元の弁護士を雇うにはそれで足り、特に支払いの必要はありませんでした。

私の妊娠中、私と夫は数週間嫌がらせに煩わされました。自分の家にいるのに安全だと感じられないほどでした。出かけるときには尾行され、車の上にメモを置かれました。マタニティウェア、医療費、妊婦用ビタミン剤、そして双子を妊娠した場合の必要量を満たすだけの栄養の補給など、私の妊娠に関連した費用を支払うために、夫は副業をしなければなりませんでした。契約書では、依頼者がそれらの費用を負担するはずでしたが、一度も支払われませんでした。私たちは地元の弁護士に二五〇〇ドル、訴訟代理人**1申請のために五〇〇ドルを払わなければなりませんでした。彼らは私たちの家族にも接触していました。家族というのは、私の義母の元夫の娘までを含めてです。休暇に出かけたときには、何者かが私たちの家に押し入ろうとしました。自家用車の一台がショートして、危うく爆発しかけました。夫は勤務先からの帰り道、運転中にこの電気系統のトラブルに見舞われ、タイヤがぼろぼろになってしまって立ち往生していると言ってよこしました。とんでもない出来事でした。そうしたすべての嫌がらせにもかかわらず、私はまだ、その双子を彼らに渡すつもりでいました。

もうそうすることはできないと気が変わったのは、依頼者の男性が私の義妹に、自分は彼女の兄が薄汚いメキシコ野郎だとは知らなかった、自分たちは彼にこの国にいてもらいたくないというメッセージを、フェイスブックで送ってきたときでした。それから二日して、女性の方の依頼者が、電話で私を黒んぼと呼びました。

不運なことに、私は六か月半で早産をすることになりました。緊急帝王切開で双子の女の子を産んだのです。医師たちはお産の進行を食い止めようと試みましたが、できませんでした。わずか妊娠二五週での出産でしたから、双子は大変な低体重児でした。私たちは八日後に一人を亡くしました。もう一人の方は、ベビーHとして知られています。

私たちは、彼らに双子を渡すという契約の無効性を求めて、アイオワ州最高裁判所に提訴しました。二〇一七年の時点では、アイオワ州法は体外受精型代理出産契約に言及していなかったからです。理論上は、私たちはみな人身売買、正確には子どもの売買というC級の重罪を犯していました。

ところが二〇一八年に裁判所は、その契約は法的効力をもつという判決を下しました。判事が自分の生物学的な子どもをもちたがる人々に同情的だったためです。判決の中で、私は契約を結んだことで権利を放棄したのだとされました。けれど判事は、私たちの契約の一部を無視していました。たとえば契約書では、夫も私も、ベビーHへの権利を自発的に放棄するよう求められていましたが、私たちは決して放棄しませんでした。正直なところ、裁判所が何を考え、何をしているのか、私にはわかりません。彼らはいまではこういった契約がアイオワ州で法的に有効である、ただし、依頼者のうち血のつながらない方は、通常の養子縁組み手続きをとらなければならない、と決めてしまったのです。

理解できないのは、どうして裁判所はあの契約の全部ではなく、一部だけを執行できるのかということです。アイオワ州最高裁判所は、男性の依頼者を父親として認めましたが、女性の方の依頼者には、養子縁組みの手続きをとらなければならないと告げました**2。

夫と私は、アイオワ州最高裁判所の判決の後、またワシントンDCでの記者会見の後にも新聞で広く報じられたように、依頼者の夫婦からひどく侮辱的な言葉で呼ばれました。裁判所から発された記録文書には、依頼者の夫婦が私たちの家族全員の身上調査をしていた事実に加え、それらの詳細も記されていました。

私たちはいま、合衆国最高裁判所にこの事件を裁いてくれるように請求しています。こうした契約は違憲であり、無効だと明らかにするための提訴です。すべてのことは私と夫にとって悪夢でした。私たちの家族はほとんど破壊されました。

代理母を雇いたがっている人には、私は思いとどまるようにと言うでしょう。そういう女性たちは、自分がしていることをわかっていて契約を結んでいるのだ、という人々の意見を、メディアやフェイスブックでたくさん目にします。でも理解してください。私は自分が妊娠する前に契約したのです。

これら親になりたがる依頼者たちの性格を知る前に、紙切れ一枚に署名してしまったのです。彼らがいかに意地悪な人種差別者であるかに気づいた後、私はこの子どもたちをそんな人たちから守ることが私の義務だと感じるようになりました。ですから、どんな人であっても、私たちが自分のしていることを本当の意味でわかっていたなどと言えるはずはありません。私たちはただ、自分がしようとしていることを、自分ではわかっていると思っていただけなのです。でもいまでは、私たちは自分のしていることをはっきりとわかっています。だから私たちは、次の手順として最高裁判所へ向かっているのです。

振り返れば、事のすべてが間違いでした。結婚するときは、自分がその相手に恋していると思いますよね。うまくいかない場合に、その結婚を続ける必要はあるでしょうか？　それが代理出産となると、議論の的は子どもなのです。ベビーHが彼らのもとにいたら、数年のうちに何か悪いことがあの子に降りかかるかもしれません。そうなったら私は、あの子を手元にとどめておこうとしなかったことで、自分を決して許せないでしょう。

養子に迎えることのできる子どもはたくさんいると思います。不妊の夫婦が自分たちの生物学的な子どもを欲しがる気持ちはわかりますが、本当にそうでなければならないのでしょうか？　ベビーHは、裁判所によれば私の生物学的な子どもではありませんが、それでも、たとえあの子が生物学的には私の子どもではなくても、私はあの子のために喜んで闘うことができます。あの子を守ることは自分の義務だと感じます。私はあの子を自分のからだで育てました。私はあの子の産みの母なのです。ひどいふるまいをした依頼者の夫婦からベビーHを守るために、どんな規制があるというのでしょう？　依頼者の夫婦がちゃんと審査を受けていたら、あんなことは起こらなかったのでしょうか？　でも多くの人が善良なふうを装って、さも人品確かな人物として現れます。実際にはそうではないのに。

代理出産で稼ぐことをやめさせようとして、大勢の人々が私たち代理母を責めています[**3]。それが自分の身に起こったり、あるいは私や他の代理母がした身の毛のよだつような経験をしたりしないうちは、それがどんなに恐ろしいことかを夢にも想像できるはずがありません。

私はもう二年近くも裁判所から沈黙させられていて、ベビーHが無事でいるかどうかと毎日心配しています。私にできるのは、彼らがあの子の面倒をみて、嫌悪で満ちた家であの子を育てていないようにと祈ることだけです。代理母に志願したのは、お金のためでも、手っ取り早く稼ぐ方法だったからでもありません。もしそうだったら、私は一万三〇〇〇ドルよりもっと多くの報酬を望んでいたでしょう。私たちは自分たちの子どもをもつために、体外受精一回分に足るお金が欲しかっただけです。それなのに今日に至っても、彼らは私にただの一ドルも支払っていないのです。

代理出産はなされるべきではないと思います。

それが私のいまの立場です。あなたがもし代理母になろうと考えているなら、それは善意からなのだろうと理解します。でもいいですか、私が経験し、それまではまったく知りませんでしたが、他にも数え切れない代理母たちが経験していたことを、あなたも経験するには及びません。そんな価値はありません。それをしたら、あなたはこうした罪のない赤ちゃんたちをあなたの闘いに巻き込むことになるのです。

依頼者の夫婦は、私にあらんかぎりの汚名を着せました。でも私は強いのです。私はいまでは、自分が攻撃されても、臆せず発言することができます。私が出くわすどんな誹謗中傷だって、すでに彼らから言われたことほどひどくはないでしょう。

私は自分がどうしてあんなことをしたのか、その理由をちゃんとわかっています。でもいまの私は、立ち上がるのをやめません、ベビーHのために闘い続けます。

（注　二〇一八年一〇月、合衆国最高裁判所はこの事件の再審請求を棄却した。これにより、代理出産契約は法的効力があるという、アイオワ州最高裁判所の判決は有効であり、ベビーHは依頼者の夫婦のもとにとどまることが認められることになる。）

訳注

＊1　不動産の売買や求人に関する情報を地域ごとに掲載する、アメリカのウェブサイト。一九九五年にクレイグ・ニューマークが創設した。

監訳注

＊＊1　訴訟代理人（Guardian Ad Litem：GAL）は、裁判官によって任命され、意思能力が十分ではない人のため、裁判所や親とは独立した中立の立場から調査を行う。

＊＊2　代理出産契約が有効なら、女性も母親として認められるべきだが、親として認められたのは男性だけだったということ。

＊＊3　代理母は妊娠している期間中に依頼者に対し、当初の契約にはない追加費用を要求することがあるが、それを浅ましい考えと捉える社会的風潮もある。本事件を報じるマスメディアの記事にも、トニを強欲な代理母として批判するものが散見される。

■解説　ベビーH事件（米国／アイオワ州）[1]

トニの語る一連の出来事は「ベビーＨ事件」として知られている。アイオワ州で代理出産を依頼した夫Ｐとその妻Ｃが、代理母トニとその夫に対し、産まれた子（ベビーＨ）の親権と、親子関係の取消を求めた事件である。

契約までの経緯

依頼者夫婦（ＰとＣ）は二〇一三年に再婚した。それぞれ最初の結婚で、依頼男性Ｐは二人の子どもを、その妻Ｃは四人の子どもをもうけていた。再婚時にほぼ五〇歳だったＰとＣは、自分たち二人の間に新たな子どもを望んだが、妻Ｃが妊娠可能年齢を超えていることから、二〇一五年に「クレイグスリスト」を用いて代理母になってくれる女性を探した。

一方のトニは前夫との間に四人の子をもうけていた。再婚相手の夫は初婚で子がおらず、二人の間で子をもちたいと考えた。トニは一度は妊娠するも、卵管妊娠による命の危険から中絶を余儀なくされた。その後は自然妊娠が困難と考え、トニと夫は体外受精の利用を検討した。しかし一家の医療保険は不妊治療に対応しておらず、自らの体外受精への金銭的必要性から代理母に志願した。

レストランで会った依頼者夫婦とトニ夫婦は意気投合し、依頼男性Pの精子と匿名の第三者から得た提供卵子からつくられた胚を用いて代理出産を実施することになった。二〇一六年一月、依頼者夫婦とトニ夫婦は以下の契約を交わした。トニ夫婦が代理出産で妊娠・出産した子を引き渡し、子の親権譲渡をすれば、将来的に最大一万三〇〇〇ドルと医療費が依頼者夫婦から支払われるという内容である。

しかしトニの妊娠が判明すると、医療費の支払いを巡る論争を嚆矢に、軋轢が生じていった。両者の関係は急激に悪化し、依頼者夫婦がトニと夫に対し、人種差別や民族差別にあたる誹謗中傷を行うに至った。

出産後の出来事

同年八月三一日にトニは早産で双子を出産するも、うち一人は生後八日で亡くなった。もう一人の子ベビーHも、NICUへの入院が必要であった。ベビーHの入院中、トニは母乳を与えるため病院にとどまった。子どもの出生を依頼者夫婦には知らせなかった。

子どもの存在について疑った依頼者夫婦は一〇月二四日、裁判所にトニとその夫の代理出産契約履行を申し立てた。一〇月三一日に裁判所は、依頼者による仮処分命令を認めた。これにより依頼者はベビーHの暫定的な親権を獲得した。トニは、子に母乳を与えていた病院内で仮処分命令の送達を受け、病院からの退去を命じられた。

依頼者の訴えに対しトニ夫婦は「トニが実際に子の母親であり、アイオワ州法に準拠すれば、アイオワ州で代理出産契約は無効であり、トニが法律上の母親であり、トニの親権を取り消すことはできない」と論じ、依頼者夫婦と争った。裁判所では、誰が生物学的な親であり、誰が親権を持つべきかを巡り議論が交わされた。

裁判所の指示で遺伝子検査が行われ、子と遺伝的につながるのは依頼男性Pのみであり、トニを含め他の三名はすべて遺伝的つながりを有しないことが確認された。訴訟代理人による調査では、トニの子どもたちの置かれた環境から、トニの養育能力に疑問が投げかけられた。一方の依頼男性Pは、離婚前の結婚でもうけた子と良好な関係を築いているとされた。

遺伝子検査の結果およびトニと依頼男性の養育能力、そして代理出産に関する判例をもとに、アイオワ州高等裁判所は、遺伝的な親である依頼男性Pのみが法的にも物理的にも唯一の父であり、トニを子の母ではないとする判決を下した。トニらはそれを不服として合衆国連邦最高裁判所に上告したが、連邦最高裁により本件は棄却された。

消される女性の経験

裁判でトニ側は、自らが母であることの正当性を、自らが産んだ事実に加え、子どもと過ごした事実により示そうとした。これに対し依頼者側は、トニと子の絆は、トニが子の出生を依頼者に隠したまま、子を養育していた間に築かれたものだと反論した。

体外受精型代理出産を用いた事例では、一九九三年カリフォルニア州のジョンソン対カルヴァート事件[2]以降、子をもつと決めた依頼者の意思が重要視され、代理母の妊娠し産んだ事実を、親であることの正当な資格として考慮しない傾向が生じた。代理母が譲り渡すつもりで妊娠しなければ、子は生まれ得なかったことがその理由である。本事件でもトニの妊娠・出産という現象が「生物学的な母親」の根拠とはみなされなかった。ましてや生後二か月の間、産みの母として母乳を与えつつ育てた事実が顧みられることはなかった。トニによる、妊娠・出産・授乳の経験は、「代理母になるとはどういうことか」をわからず同意した契約により、公の場から消し去られてしまったのである。

注

1　この解説の作成にあたり、アイオワ州高等裁判所および連邦最高裁判所の判決文を参照した。

2　ジョンソン対カルヴァート事件は、代理母のジョンソンが、依頼者であるカルヴァート夫婦の遺伝的な子を、体外受精を経て妊娠・出産し、生まれた子の引き渡しを拒んだことから生じた。代理母を実の母親とみなしたベビーM事件と異なり、判決では子の母親を、妊娠・出産したジョンソンではなく、使われた卵子の持ち主であり、依頼者として子をもつ意思のあったカルヴァート夫人であるとした。

おわりに

私たちが寄稿者と共にこの本を作成しているとき、世界の代理出産の状況は日々変化していた。一方では、タイ、インド、ネパール、そしてカンボジアといった多くのアジアの国々の政府が、賢明にも次々と代理出産を禁止していた。アイルランドもまもなくそれに倣う模様である。フランス、ドイツ、スウェーデン、そしてスイスは、代理出産を拒否する姿勢を堅持している。そしてまた欧州議会も繰り返し代理出産を非難してきている。オーストラリアや英国といったいくつかの国は、いわゆる利他的代理出産［無償代理出産］のみを容認している。アメリカは、一〇の州が明確に商業代理出産を合法化してきた。世界の大多数の国々は代理出産を禁じている。

他方で、倫理や人権に関わる懸念を無視しながら、代理出産産業は、とりわけ貧しい女性が多い東欧（ウクライナ、ジョージア、そしてロシア）やギリシャ、キプロスで、新たなグローバル生殖事業を推し進めている。

しかし幸いなことに、私たちは高まる抵抗を目の当たりにしている。二〇一五年五月以来、私たちには一万人以上が賛同しているグローバルな運動、「今こそＳＴＯＰ！　代理出産（http://www.

stopsurrogacynow.com)」がある。フランスでは二〇一八年に「国際代理出産廃絶連合(ICASM)*1」が設立され、同年、スペインでは「子宮レンタルのグローバルな禁止を求める国際キャンペーン」*2が世界中のフェミニスト団体や個人から数百筆の署名を集めた。

代理出産の推進者が主張するのとは逆に、ますます多くの心ある個人や団体がこの産業における女性と子どもの搾取・収奪に反対し始めているのである。

ベビー・ガミーの悲痛な物語が多くの人々の心を変えたに違いない。タイの「代理」母、パタラモン・チャンブアから生まれたダウン症の幼い男の子は、出産を依頼したカップルが、彼の健常な双子の姉妹、ピパーを連れてタイを去った後で世界の注目を集めた。双子の父になろうとしていた人物が、オーストラリアで過去に児童に対する性犯罪で収監されていたという事実も憤りを招いた。

オーストラリア家庭裁判所のパスコー首席判事は、代理出産は「脆弱な女性と子どもを恐ろしい虐待にさらしうる」とし、ガミー事件について次のような見解を述べた。

[ガミー事件は] 代理母および依頼されながら望まれなかった子どもの苦境に光を当てると信じており……このスキャンダルは、依頼者が前科のある小児性愛者であり、その子どもが潜在的に危険にさらされていることで際立っている。父親に対する最も基本的な身上調査は、まったくなされていない。……国際的な商業代理出産市場は、親になるのに向かない人々によって利用される可能性があり、現に利用されているのである(Pascoe 2014)。

実際、身の毛もよだつ話があふれている。オーストラリア人のピーター・チュオンとアメリカ人のパートナー、マーク・ニュートンは、国際的な小児性愛者組織内で虐待し売るために、わざわざロシア人の「代理」母から男の赤ん坊を購入した（Klein, 2017; Meldrum-Hanna and Masters 2018）。悲しいかな、これは特殊な事例ではなかった。二〇一六年、オーストラリアでは、［海外の］代理出産で双子の女の赤ん坊を購入して性的に虐待した依頼男性が、二〇件の近親姦と二件の児童売買を含む三七件の罪状を認め、懲役二二年を宣告された（Australian Broadcasting Corporation 2016）。

これらの事件は代理出産の産業としての正当性を損ね、その商売を脅かす。それに対し、代理出産の推進者は「規制」が解決策だと主張する。しかし規制がうまく働くことはない。世界中の無数の法律を待ち受けるのはただ一つ、破られることだ。

そのうえ、規制は現実には代理出産の実施を強化してしまう。それが商品としての赤ん坊の売買であり、「代理」母と卵子「提供者」の人権侵害であるという、代理出産の**根源**を問い実態を暴くことを拒否しながら——規制は（ハーグ国際私法会議が現在、親子関係／代理出産プロジェクトに着手しているように）、何が許されるべきことか、「親子関係」はいかに法制化されるべきかの周縁をうろうろしている[1]。

代理出産契約は、規制のもつ誤謬を明らかにさせる。契約は常に、「売り手」と「買い手」の不平等な関係に基づいている。すなわち異性愛者であれ同性愛者であれ、経済力で勝り、親になりたい「買い手」と、いわゆる〈代理〉や〈卵子供給者〉と呼ばれ、しばしば周縁化された民族や階層、階級に属する、経済的に恵まれない女性の「売り手」である。

この本の多くの寄稿者は、契約上の合意のもと代理出産を引き受けた。これらの契約が、女性たちではなく、親になろうとする依頼者の利益を守るために存在することは明々白々である。契約全体の要は、妊娠している九か月間、「代理」母を統制することにある。この「管理」は周産期ヘルスケアにおける最善の方法を無視しており、さらに多くの事例ではそれと矛盾する形になっている（Mbadiwe 2018）。

『こわれた絆』に登場する東欧やインドの女性たちにとって、代理出産契約は彼女たちの個人的自律を厳しく制限した。彼女たちは家族のために稼ぐべく、自らの自由をあきらめた。これは貧しい女性に対する虐待にほかならない。シーラ・サラヴァナンの二〇一八年の著書『トランスナショナル・フェミニストから見るインドの代理出産という生市場』は、多くのインド人女性が自身の子どもと生きている絶望的な貧困と、ただ家族を養うためにした代理出産契約の制約に耐える彼女たちの、悲痛な現実を記している。

では裕福な西洋はどう違うのか？　私たちは確かに、女性と赤ん坊を収奪しており、それはより洗練された方法で行われる。世界で最も代理出産に好意的な場所であるカリフォルニア、その他オレゴンをはじめとする米国の州では、代理出産契約において依頼者が子どもの法律上の親になることを保証している。それが出生証明書の前に行われることもある。「代理」母が心変わりして子どもを手元に置くことはできない。彼女は実際、どんな種類の「母」とも呼ばれることはない。彼女は「妊娠代理人」である。単なる運搬人。代理出産で赤ん坊を依頼するゲイ男性のカップルや独身男性にとって、法律上の母は存在しない。

親になろうとする依頼主たちは、「代理」母の食べ物の選択、運動や旅行、生活環境、親密な人間関係まで管理する。彼らは彼女の診療記録を把握し、（異常が疑われる場合や多胎妊娠の場合に）彼女の妊娠を中絶すべきか否かを決定する。ある契約は、母子の絆を禁じるあからさまな企てとして、次のように定めている。「代理人とその夫は、代理人が産むことになるどの子どもとも親子関係を築かないこと、築こうともしないことに同意する」。

支払わないぞと脅かされる状況では、契約を超える要求にも従わなければならない。このように多くの依頼主やクリニックは、契約に反することを平気でできる。規制は常に金と権力のある者に有利に働く。このことは避けがたい。そもそもこれが、規制の意図することなのである。

代理出産の規制は必然的に、女性のプライバシー権や、医師―患者間の守秘義務、身体の統合性、医療的な意思決定力、そしてさらなる権利を明け渡すことを要求する。誰であろうと、たとえ期間限定であってもこれらの権利を失うことは容認できない。子ども――これらの取引において、産みの母と永久に引き離される当事者――は、もちろんこの問題に口を挟めない。女性の心身の統合性への権利と同様、「子どもの最善の利益」を考慮に入れるなら、代理出産は一度たりとも決して生じないだろう。

国連のいくつかの条約や他の国際的枠組みを参照すれば、私たちの立場が裏付けられる[2]。

一九二六年九月二六日の国連奴隷制条約、奴隷制に関する同条約の第一条は、奴隷制を「所有権に付属する一部又は全部の権限が、人に対して行使される場合のその人の状態又は状況*3」と定義している。この定義によれば、代理出産が現代的形態の奴隷制に酷似していることは疑いない。

児童の権利に関する国際条約――この条約の第七条第一項は、「児童は、出生の後直ちに登録される。児童は、出生の時から氏名を有する権利及び国籍を取得する権利を有するものとし、また、できる限りその父母を知りかつその父母によって養育される権利を有する。*4」と定めている。代理出産はこのように、児童の権利に関する条約の第七条第一項に明らかに違反している。

女子に対するあらゆる形態の差別の撤廃に関する条約（CEDAW）――この条約の第三条は、以下のとおり定めている。「締約国は、あらゆる分野、特に、政治的、社会的、経済的及び文化的分野において、女子に対して男子との平等を基礎として人権及び基本的自由を行使し及び享有することを保障することを目的として、女子の完全な能力開発及び向上を確保するためのすべての適当な措置（立法を含む。）をとる*5」。CoRP他は次のように述べる。

代理出産の実施は、特定のやり方による女性の生殖能力の横領を伴う。妊娠中の女性の生活のあらゆる側面に極端に厳しい管理の実現をもたらし、資金を提供する第三者の欲望を満たすために、彼女たちの心身の健康を危険にさらす。

この意味において、その実施は極めて差別的であるとともに、女性の十全な発達と、女性が基本的人権を十全に享受するための進歩という目標に反するものである。

依拠可能な国際協定は他にもある。それらすべてが説得性をもって、代理出産は極めて違法な行為であることを示している。にもかかわらず、クリニックや斡旋業者は、入念につくられた広告と選択的な情報で、我が子を切望する人々を誘い込む。彼らは代理出産のイメージを守り、その違法性を隠すためには労を惜しまない。そしてもちろん、そのように必死になった顧客を伴う儲けの大きい産業は、常に犯罪的な要素を呼び込む。カリフォルニアを拠点とする代理出産の弁護士で、赤ん坊の販売組織を主宰していた罪で懲役刑を受けたテレサ・エリクソンは、自身を「この制度を濫用する人々の、氷山の一角」と呼んだ（Lahl 2018）。

私たちは、「オーストラリア代理出産家族会（Families through Surrogacy in Australia）」や、アメリカの「赤ちゃんをもつ男性の会（Men Having Babies）」のような、代理出産推進派の消費者団体に抵抗しなければならない。彼らに資金を提供している企業や「協力者」を一瞥すれば、代理出産擁護活動の巨大でグローバルな既得権益が浮かび上がる。これこそが、その金の真の行き先である。

子どもをもつ手段として代理出産という選択肢を考えている人は、以下のことに気づく必要がある。利益に動機づけられる斡旋業者の巧妙なマーケティングと体裁のよい宣伝の裏には、この産業によって不可視化されている女性たちのトラウマ的な結末があることを。その女性たちはしばしば、自分が産んだ子どもに二度と会えないのである。

産みの母や卵子供給者になるという、生々しい経験にまつわる数多くの悲痛な物語のうちの、ほんのいくつかを記録することで、『こわれた絆』は、これらの実施には本質的に人権侵害が内在していることを示す。代理出産は子どもをもつ単なる手段ではなく、女性と子どもたち――彼らは自分を産んだ女性を決して知ることがない――への危害を必然的に伴う。倫理的代理出産（ethical surrogacy）という概念は神話である。参加者間にある不均衡な権力を隠す神話なのだ（Klein 2017を参照）。

私たちは自然な本能で、すべての子どもの到来を歓迎し、祝おうとする。しかし、機嫌よくのどを鳴らす赤ん坊のイメージを背景にする代理出産の物語は、利益に駆られた産業への批判をためらわせることに役立ってきた。疑わしい実践が、倫理面からの分析や綿密な調査によって疑問視されることもほとんどないまま、その産業は繁栄してきた。

『こわれた絆』は、〈生殖産業〉によって傷つけられた女性たちの声を伝えることで、この巨大産業の所業を暴くための、小さな一歩を踏み出す。私たちはこれらの勇気ある声が聴きとられ、尊重されて、代理出産に乗り出そうと検討中の人々が考え直してくれることを心から望んでいる。代理出産は、女性と子どもの人権のあからさまな蹂躙なのだ。

だがそれは不可避ではない。止めることはできる。グローバルな運動「今こそＳＴＯＰ！　代理出産（http://www.stopsurrogacynow.com）」に参加して、声明に署名してほしい。

声明　今こそＳＴＯＰ！　代理出産

私たちは様々な民族や宗教、文化、そして社会経済的背景をもつ女性や男性です。私たちは代理出産契約により搾取・収奪されている女性や子どもへの懸念を共有しており、この現状に異を唱えるためここに集まりました。

私たちは、多くの人が、親にならねばならないと渇望していることは認識しています。しかし、多くの願望がそうであるように、そこには限界があるはずです。人権は、その限界とは何であるべきかを明確にする重要な指標をもたらしてくれます。代理出産は中止されるべきです。それは、女性と子どもたちの人権を蹂躙する行為です。

代理出産はしばしば、貧困層の女性の搾取や収奪のうえに成り立ちます。多くの事例で、売らねばならないのは貧しい人々で、購入できるのは裕福な人たちです。こうした不平等な取引構造は、低い報酬、強制、劣悪なヘルスケア、そして代理母となる女性の短期的・長期的に深刻な健康リスクについて、女性たちが知らないまま、またはそれを知らされていながらも同意してしまう、という結果をもたらします。

代理出産実施に係る医学的処置は、必然的に、代理母や卵子を売る女性、生殖技術の利用を経て生みだされる子どもたちへのリスクを伴います。女性へのリスクには、卵巣過剰刺激症候群（ＯＨ

SS)、卵巣捻転、卵巣嚢腫、慢性的な骨盤痛、早発閉経、妊孕力の喪失(自らが不妊になる)、生殖器のがん、血栓、腎疾患、脳梗塞、そしていくつかは死に至るケースが含まれます。他者の卵子で妊娠した女性は妊娠高血圧腎症や、高血圧症のリスクが非常に高くなります。

生殖技術を用いて——たいていは代理出産を利用し——生みだされた子どもたちもまた、早産、死産、低体重児、胎児奇形、高血圧などを含む健康リスクに直面します。代理出産による妊娠は、医学の専門家がこれまで一貫して強調してきた、妊娠で生じる母と子の自然な結びつきを、意図的に切り離します。母と胎児とのつながりは、疑う余地もないほど親密です。(訳者注:これまでの研究では、妊娠中に胎児と母胎の間に、細胞レベルで様々なやりとりが行われていることが確認されているうえ、近年では、それらが母胎の脳に影響する可能性も指摘されています)。このつながりが長期的に断ち切られれば、母子の双方に対し影響が生じます。代理出産の合法化は、この潜在的な害悪を制度化するものです。

商業的代理出産は、子どもの人身売買とほとんど同じ行為だと私たちは考えます。たとえ非商業的代理出産(つまり無償か「利他的」に行われるもの)でも、女性と子どもたちがこのような危険を被る行為は禁止されるべきです。

異性愛者であれ同性愛者であれ、または独身でいることを選んでいる人であれ、何人も子どもへの権利は持っていません。私たちは世界の各国政府と国際的コミュニティーの指導者たちにこの行為に終止符をうち、今こそ代理出産を止めるために協働することを求めて立ち上がります。

原注

1　ハーグ国際私法会議を含む代理出産の規制と、それが確実に機能しないであろう理由の詳細な議論については、レナーテ・クライン（Renate Klein）の二〇一七年の著書『代理出産――人権侵害』の第五章を参照のこと。

2　CoRP（Collectif pour le Respect de la Personne）による二〇一五年の代理出産廃絶条約草稿を参照のこと。https://collectif-corp.com/2015/03/24/hague-conference-feminists-for-the-abolition-of-surrogacy/

訳注

＊1　正式名称はInternational Coalition for the Abolition of Surrogate Motherhood

＊2　英語の名称はGlobal Ban on Womb Rental hundreds of signatures

＊3　国際労働機関（ＩＬＯ）二〇一七年九月一九日発行「現代奴隷制の世界推計　強制労働と強制結婚」による邦訳を参照した。

＊4　外務省による邦訳「児童の権利に関する条約」を参照した。

＊5　内閣府男女共同参画局による邦訳「女子差別撤廃条約全文」を参照した。

謝辞

ジェニファー・ラール

傷つけられ、虐げられ、希望を失くした心の内を私に託してくれた、すべての女性に深く感謝します。他の女性たちを守るために、あなた方が勇敢にも進み出て語ってくれた、プライバシーの喪失、健康の悪化、経済的な破綻、そして自身の家族へのストレスといったあなた方の個人的な犠牲を、私は想像することしかできません。

あなた方のからだを必要とする、あなた方のからだから利益を得る、あなた方を黙らせる、さもなくばあなた方の信用を傷つけることだけを望む人々を、あなた方は実際に知っています。私はこれがあなた方の身に起こるのを生殖産業が可能にしてしまったことを心から痛ましく思っており、あなた方を常に擁護し代弁することを約束します。そして必要な変化が起きるまで、あなた方の力強く重要な経験を語り続けます。

この企画における私のパートナー、レナーテとメリンダへ。私たちは一度も会ったことはないけれど、あまりに長く、共に働いてきたので、私はあなたたちのどちらをも、正義を求めるこの闘いの戦友として頼りにしています。こうした目的が私たちを出会わせたことは哀しいけれど、この世の不正が正されるまで、あなたたちのどちらとも肩を並べて（願わくば、むだではない）仕事ができることは栄誉であり、特権です。この本の共編者にならないかとあなたたち二人に頼まれたときには、うれしくて心が躍りました！

ポーリーンとスーザン、どうやってこなしてるの？　あなたたちの組織術に敵うものはありません。私たち全員を作業に取り組ませ続けたこと、『こわれた絆』のような共同企画としてまとめる細部のすべてを見失わないようにしてくれて、ありがとう。

最後に、いつも私を応援し、しばしば私が自分を信じる以上に私を信じてくれる、ダンに感謝を。

メリンダ・タンカード・リースト

まずはこの本に寄稿してくれた女性たちに謝意を示さねばなりません。彼女たちなくして、『こわれた絆』は存在しなかったでしょう。あなた方に深く感謝します。あなた方は私たちに経験を語ってくれました。私たちはあなた方と、あなた方が身ごもり産んだ子どもたちに対するあなた方の変わらぬ愛に敬意を表します。そして他の女性たちに、強欲なグローバル産業の餌食にならないよう警告したいと望んでくださったことにも感謝しています。

レナーテへ。私の名前が本の表紙にあなたの名前と並ぶなんて——私たちがバングラデシュではるか昔（二五年前？）に初めて会ったときには、夢にも思っていないことでした。生殖技術についてのあなたの先駆的な執筆が、私とフェミニスト生命倫理学との最初の出会いでした。それがいま、こうして私たちで……。

ジェニファーへ。〈巨大生殖産業〉の害悪を暴くあなたの仕事は、それに抵抗するグローバルな運動の先陣を切ってきました。この産業により傷つけられたすべての女性を気にかけてくれたこと、そして生命倫理文化センターを通じて、彼女たちが苦しんできた不正を聴きとり、認められる場所を提供してくれたことに感謝します。

セレーナへ。この企画で私の右腕になってくれてありがとう。あなたなしでは成しえませんでした。

ポーリーンへ。この本を世に出すため職務を超えたことをしてくれたことに対して。そしてありがとう、スーザンへ。常に貴重な助言と意見をくれ、私たち全員に変わらぬ影響を及ぼす存在であってくれたことに対して！　スピニフェックスには、私のアイデアを信じ、それらを出版してくれたことに対して。五冊の本を共に生み出してきた私たちの協力関係に感謝します。

そして重荷を分担し、負担を軽くしてくれたことに対して、家族と友人たちに感謝します。

レナーテ・クライン

ジェニファーとメリンダと同様、私の最大の感謝を、代理出産産業での憤懣やるかたない経験を打ち明けてくれた女性たち――そして一人の男性――に捧げます。それからエヴァ・マリア・バッヒンガーとシーラ・サラヴァナン、草分け的な仕事をした心の姉妹に。代理出産を含む生殖技術の批評家としての三〇有余年の中で、私は常に、この産業で本当は何が起こっているのかを、女性たちがどれほど傷つけられ、嘘をつかれ、悩まされているかを知りさえしたら、人々は〈巨大生殖産業〉を終わらせようとする私たちに加勢してくれるだろうと信じてきました。

私は『こわれた絆』が変化を起こすことを切に望みます。私たちは地理的に離れたり働きすぎることがあり、必ずしも常に易しい状況にいるわけではありませんが、この本を編むのに、ジェニファーとメリンダほど良い友人はいません。二人とも、この世界を女性と女子にとってより良い場所にするために持続的に働いてくれてありがとう（そして、ええ、メリンダ。私たちが初めて会ってから二五年経つのです）。全員がついに一堂に会したときに、祝杯をあげるのを心待ちにしています。

この企画に貴重な意見をくれたセレーナ・ユーインにも感謝します。あなたと共に働くことは喜びでした。

スピニフェックスのスタッフはいつもどおり驚異的でした。最高の表紙を作ってくれたデブ・スニブソン、冷静さを失わずにいてくれたスーザン・ホーソーンに感謝します。ポーリーン・ホプキンスには、カゴいっぱいの金星をあげたいくらいです。頼りがいのあるあなたなしではこの本は世に出なかったでしょう。けれどもさらに、オーストラリアの二つの物語を編集したあなたの傑出した手腕と貢献にも感謝させてください。あなたもまた、共に働くうえでの喜びとなっています。

この企画に関わる私たちはみな涙を流してきました。代理出産産業の関係者がいかに女性たちを不当に扱っているかについての、憤りや怒り、不信の涙です。涙したのは、この本を書いている女性たちが耐えなければならなかったことに対して、あまりにも悔しい思いを抱いたからです。『こわれた絆』が、この虐待を終わらせるための世界への警告として響きますように。

プレザント・ヒル、キャンベラ、およびミッション・ビーチにて

二〇一八年一二月

Fertility and Sterility 108 (6), pp. 993–998.

参考文献

Brodeală, Elena (2016). "The legal status of assisted human reproduction in Romania: a brief discussion on surrogacy," *Romanian Journal of Comparative Law*. 1: 56-74.

CBC (2020). "Why a lack of oversight of surrogacy in Canada leaves some parents feeling taken advantage of" https://www.cbc.ca/news/health/surrogacy-agencies-expenses-costs-oversight-canada-1.5476965 （2022 年 3 月 30 日訪問）

Griessler, Erich and Mariella Hager (2016). "Changing direction: the struggle of regulation assisted reproductive technology in Austria," *Reproductive BioMedicine and Society Online* (3): 68-76.

Kukunashvili, Mariam and Matuta Bjalava (2016). "Gestational surrogacy in the Republic of Georgia," in Sills, E. S. ed., Handbook of Gestational Surrogacy. Cambridge: Cambridge University Press, 140-2. ; Khurtsidze, Ia (2017). "Legal regulation of surrogacy in Georgia," *European Scientific Journal*, 12(10): 165-9.

Majumdar, Anindita (2017). "The Rhetoric of Choice: The Feminist Debates on Reproductive Choice in the Commercial Surrogacy Arrangement in India." *Gender, Technology and Development.* 18(2):275-301. doi:10.1177/0971852414529484

床谷文雄（2008)「代理懐胎をめぐる親子関係認定の問題（特集　生殖補助医療の法制化をめぐって――代理懐胎を中心に)」,『ジュリスト』, 1359：50-57, 有斐閣 .

渕上恭子（2013)「韓国の生殖ツーリズム――グローバル化時代のアジアにおける代理出産と卵子提供」,『グローバル化時代における生殖技術と家族形成』, 日比野由利編著 , 日本評論社 pp.13-32.

the frontal cortex, amygdala, and hippocampus: differential effects after a stress challenge'. *Behavioural Pharmacology* 28(7), pp. 545–557.

Riben, Mirah (30 May 2015). 'Human Factory Farming and the Campaign to Outlaw Surrogacy'. *Dissident Voice*; https://dissidentvoice.org/2015/05/human-factory-farming-and-the-campaign-to-outlaw-surrogacy/#more-58594

Saravanam, Sheela (2018). *A Transnational Feminist View of Surrogacy Biomarkets in India*［トランスナショナル・フェミニストから見るインドの代理出産という生市場］. Springer, Singapore.

Smith, Kyle (3 October 2013). 'Pregnancy got you down? No problem, outsource your babymaking to India'. *Forbes Magazine*; https://www.forbes.com/sites/kylesmith/2013/10/03/pregnancy-got-you-down-no-problem-outsource-your-babymaking-to-india/#7f5be656fb49

Surrogate.com. 'How to emotionally transfer a baby born via surrogacy'. https://surrogate.com/intended-parents/raising-a-child-born-from-surrogacy/how-to-emotionally-transfer-a-baby-born-via-surrogacy/

Tankard Reist, Melinda (ed) (2006). *Defiant Birth: Women Who Resist Medical Eugenics*［果敢な出産――医学的優生学に抵抗する女性たち］. Spinifex Press, North Melbourne.

Thaivisa.com (24 February 2011). 'Thai police free women from illegal baby farm in Bangkok'

［監訳注］原著には参照先のURLが表記されていたが、すでにコンテンツは失効しているため削除した。

Tremblay, Joey (28 November 2018). '"Who's the mother?" Two new dads embrace parenthood after surrogate birth.' *CBC News*; https://www.cbc.ca/news/canada/saskatchewan/surrogate-new-dads-baby-born-regina-1.4922384

Verrier, Nancy (1996). *The Primal Wound: Understanding the Adopted Child*［原初の傷――養子を理解する］. Gateway Press, Baltimore MD.

Victoria State Government (2018). *Code of Practice for the Private Keeping of Cats.* Victoria.

Whitelocks, Sadie (5 December 2016). '"I don't want to give up the baby": Surrogate mothers confess how they REALLY feel about carrying someone else's child'. *Daily Mail UK*; https://www.dailymail.co.uk/femail/article-3982896/Surrogate- mothers-tell-Whisper-website-feels-carry-s-child.html

Winston, Robert (11 July 2018). 'IVF 'gravy train' giving couples false hope says senior medic Prof Robert Winston'. *The Irish Times;* https://www.irishnews.com/lifestyle/2018/07/12/news/professor-robert-winston-couples-being-misled- about-the-dream-of-ivf-treatment-1378545/

Wollstonecraft, Mary (1792). *A Vindication of the Rights of Woman*［女性の権利の擁護］.Thomas and Andrews, Boston.

Woo, Irene, Rita Hindoyan, Melanie Landay, Jacqueline Ho, Sue Ann Ingles, Lynda McGinnis, Richard Paulson and Karine Chung (2017). 'Perinatal outcomes after natural conception versus in vitro fertilization (IVF) in gestational surrogates: a model to evaluate IVF treatment versus maternal effects'.

Klein, Renate (2017). *Surrogacy: A Human Rights Violation*［代理出産——人権侵害］. Spinifex Press, North Melbourne.

Kuczynski, Alex (28 November 2008). 'Her body, my baby'. *The New York Times Magazine*.

［監訳注］原著には参照先として 2008 年 11 月 30 日付けの URL が表記されていたが、すでにコンテンツは失効しているため削除した。

Lahl, Jennifer (15 April 2018). 'Surrogacy: no laughing matter'. *Public Discourse: The Journal of the Witherspoon Institute*; https://www.thepublicdiscourse. com/2018/04/21343/

Lee-St John, Jeninne (13 December 2007). 'The 10 best chores to outsource'. *Time Magazine*; http://content. time.com/time/magazine/article/0,9171,1694454,00.html

Lorbach, Caroline (2003). *Experiences of Donor Conception: Parents, Offspring and Donors through the Years*. Jessica Kingsley Publishers, London.

Lynch, Catherine (2018). Submission to the Western Australian Review of the Human Reproductive Technology Act 1991 and the Surrogacy Act 2008.

MacDonald, Sarah (4 August 2014). 'What Baby Gammy's story teaches us about commercial surrogacy'. *Daily Life*; http://www.dailylife.com.au/life-and-love/parenting-and-families/what-baby-gammys-story-teaches-us-about-commercial-surrogacy-20140804-3d4ac

Mbadiwe, Tafari (9 October 2018). 'Mistaking legal recourse for evidence-based medical practices in surrogacy'. *Medical Bag*; https://www.medicalbag.com/medicine/surrogate-pregnancy-legal-medical-challenges/article/805954/

Meldrum-Hanna, Caro and Deb Masters (26 February 2018). 'Boy with henna tattoo: How Australian Peter Truong groomed son to be exploited by global paedophile network'. *Australian Broadcasting Corporation*; https://www.abc.net.au/news/2014-03-10/boy-with-henna-tattoo-network-exposed/5310812

New South Wales Government, Animal Welfare Branch, Industry and Investment. (2009). *Animal Welfare Code of Practice: Breeding Dogs and Cats*. https://www.dpi.nsw.gov.au/__data/assets/pdf_file/0004/299803/Breeding-dogs-and-cats-code-of-practice.pdf

Norma, Caroline and Tankard Reist, Melinda (2016). *Prostitution Narratives: Stories of Survival in the Sex Trade*［売春の語り——性売買を生き残るための物語］. Spinifex Press, North Melbourne.

Pascoe, John (2014). 'Parenting and Children's Issues: International Commercial Surrogacy and the risk of abuse'. *3rd Annual LegalWise International Family Law Conference*, Shanghai, China, 17-20 September 2014. http://www.abc.net.au/reslib/201409/r1332410_18536962.pdf

Raymond, Janice (1996). 'Connecting Reproductive and Sexual Liberalism'. In Diane Bell and Renate Klein (eds) *Radically Speaking: Feminism Reclaimed*. Spinifex Press, North Melbourne, pp. 231-246.

Récamier-Corballo, Soledad, Erika Estrada-Camarena and Caroline López- Rubalcava (2018). 'Maternal separation induces long term effects on monoamines and brain-derived neurotrophic factor levels on

文献一覧

ABC News (20 February 2018). 'Thai court grants 28-year-old Japanese man custody of 13 surrogate children'. *ABC Online*; http://www.abc.net.au/news/2018-02-20/japanese-man-granted-paternity-rights-to-13-surrogate-children/9467790

Azhar, Mian (30 November 2018). 'Five Ways to Know if You'd Make a Good Gestational Surrogate'. *The Good Men Project*; https://goodmenproject.com/parenting/five-ways-to-know-if-youd-make-a-good-gestational-surrogate/

Bindel, Julie (16 September 2016). 'The selling of subordination: How the female body is reduced to products'. *Truthdig*; https://www.truthdig.com/articles/the-selling-of-subordination-how-the-female-body-is-reduced-to-products/

Bray, Abigail (2013). *Misogyny Re-Loaded*. Spinifex Press, North Melbourne.

CBC Network (2018). *#Big Fertility: It's All About the Money*. https://vimeo.com/ ondemand/bigfertility/289386333

Cottingham Jane (2017). 'Babies, Borders and Big Business'. *Reproductive Health Matters* 25(49):17-20; https://www.tandfonline.com/doi/pdf/10.1080/09688080.2017.1360603

Donor Conception Support Group of Australia (1997). *Let the Offspring Speak: Discussions on Donor Conception*. Georges Hall, New South Wales.

Du Cann, Gerard and Sofia Petkar, (29 September 2018). 'Man finds out his biological dad is a 'super sperm donor' and that he could have 1,000 siblings – and now he wants to find them ALL'. *The Sun*; https://www.thesun.co.uk/news/7378145/man-finds-biological-dad-super-sperm-donor-1000-siblings/

Ekman Ekis, Kajsa (2013). *Being and Being Bought: Prostitution, Surrogacy and the Split Self*［在ることと買われること――売春、代理出産、そして分裂した自己］. Spinifex Press, North Melbourne.

Hurst, Daniel (20 February 2018). 'Japanese man wins sole custody of 13 surrogacy children'. *The Guardian*; https://www.theguardian.com/world/2018/feb/20/japanese-man-custody-13-surrogate-children-thai-court

Kane, Elizabeth (1988/90). *Birth Mother: The Story of America's First Legal Surrogate Mother*. Harcourt, San Diego; Sun Books, Macmillan, South Melbourne［邦訳　エリザベス・ケイン『バースマザー　ある代理母の手記』落合恵子訳, 共同通信社. 1993］.

Klein, Renate (2008). 'From test-tube women to bodies without women'. *Women's Studies International Forum* 31(3):157–75. https://www.sciencedirect.com/ science/article/abs/pii/S0277539508000290

■解説　世界の代理出産の概観

本書に納められた当時者らの語りには、それぞれの当事者が住む国の法律や、グローバル化した生殖産業における各国の位置づけが影響している。ここでは日本の読者に把握しやすいよう、本書に登場した当事者たちの暮らす、欧州・米国・インドにおける代理出産の経緯や現状について補足的な解説を行う[1]。さらに原書ではほとんど触れられていない東アジアの情報も加えて、日本も含めたグローバルな代理出産市場の見取り図を示す。

欧州――生殖アウトソーシングの深刻化

無償代理出産のみ許容する国で生じていること

英国では無償代理出産のみ合法である。商業化しないよう、妊娠・出産への「報酬」は禁じられているが、妊娠・出産がもたらす労働の機会損失に対する補償や、身体・精神的な負荷を考慮した「必要経費」の支払いは認められる。「必要経費」の金額は上昇傾向にあり、二〇一九年の調査結果[2]によれば、代理母に支払われる金額の中央値は一四七九五・五四ポンド（約二〇六万円）[3]である。中には明らかに無償といえる少額の事例もあるものの、二万ポンド（約二七八万円）を越す場合が一割近く存在する。支払い金額の根拠は不透明で、支払われる金銭が「必要経費」か、妊娠・出産という「仕事」によるものかは曖昧な状態である。

EU加盟国の中では唯一、ギリシャのみ代理出産を法的に認めている。無償代理出産に限り合法とされるが、この法律のもと、外国人がギリシャ人女性に無償代理出産を依頼する事例が生じている。ギリシャの無償代理出産における必要経費の支払いは、一万ユーロ程度（約一三七万円）と定められているが、実際にはその二倍（約二七四万円）が代理母に支払われている[4]。

自国内の商業代理出産を禁止しても無償代理出産が可能ならば、国外での商業代理出産利用が活性化される。これは英国の調査が明らかにしている[5]。英国の場合、同性カップルによる代理出産利用が増え、近年では依頼者のおおよそ半数を同性カップルが占めるようになった。ただしごく最近になり、同性カップルに代わり、異性カップルの割合が増大し始めている。同性カップルにより代理出産が身近なものとなった結果、異性カップルの利用が促された影響と考えられている。

禁止する国で起きていること

イタリア、スペイン、フランス、ドイツは国内におけるすべての代理出産を禁止している。これらの国の人々は国外の代理出産を利用している。フランスではヨーロッパ人権裁判所の判例により、国外の代理出産で実際に子をもうけた場合には、当事者らへの人道上の措置として、子を自国に連れ帰ることが可能となった。代理出産の商業化が進む現状を受け、二〇一八年三月に開催された国際連合人権理事会では、代理出産と子どもの売買に関する議論が行われ、代理出産の普及が子どもを商品化の危険にさらすと警告するレポートが作成されている[6]。欧州のフェミニストらによる団体「国際代理出産廃絶連合」（ＩＣＡＳＭ）は、二〇一九年から欧州内のすべての代理出産禁止を求める運動を行っている。

商業代理出産の可能な国で起きていること

ロシア、そしてウクライナ、ジョージア、ベラルーシなど東欧のいくつかの国では、商業代理出産が合法である。かつて商業代理出産の盛んだったインドやタイが、二〇一〇年代半ばまでに外国人依頼者による代理出産利用を禁止すると、これら東欧の国々が新たに、外国人依頼者の受け入れ先となった。とりわけ注目されたのはウクライナである。そしてかつてのインドやタイと同様に、ウクライナでもまた、さまざまな問題が生じていった。外国人依頼者が生まれた子の引き取りを拒否した例は、すでに複数報じられている。中でも有名なのが、障害を理由に子を病院に遺棄した後で、新たに別の女性に代理出産を依頼して、生まれた健康な双子を引き取っていた事例である[7]。先に生まれ遺棄された子は、小児病院の中で暮らし続けることになった[8]。さらに二〇二〇年から始まったコロナ禍のもと、生まれた赤ちゃんを国外に連れ出せず、多数の赤ちゃんが親のいないままウクライナ国内の病院にとどまる事態も生じた。

そのさなかに起きたロシア軍侵攻は、代理母たちによりいっそうの混乱を引き起こしている。ウクライナでは、シェルターに避難した代理母が、医薬品はもちろん、飲食にも不自由する中で出産する事態が生じている。ようやく訪れた業者は、彼女に水や食糧を渡すこともせず、子だけを引き取っていく[9]。妊娠中の代理母たちは、業者により半ば強制的に国境近くの街や、代理出産を禁止していない（あるいは法律の存在しない）近隣諸国に移動されている[10]。そして戦禍にある現在（二〇二二年五月）も、代理出産事業は継続中である。業者には代理母を求める依頼者からの問い合わせがいまだに届き続けている[11]。

なおウクライナと同様、生殖アウトソーシング先として知られていたロシアにも、妊娠中の代理母や、侵攻後に生まれた子どもがいるはずだが、二〇二二年五月現在、彼女たちに関する情報は得られていない。

米国――世界最大の代理母供給国

世界最大の代理母供給国である米国だが、州によって代理出産への許容度にはばらつきがある。商業代理出産が可能な州もあれば、無償のみ可能な州、全面禁止の州もある。本書ミシェルの事例で代理母が別の州への移動を計画したことからもわかるように、米国では代理出産を厳しく規制する州が、追い詰められた代理母の最後の砦、セーフティネットとして機能している。

代理出産を禁止する州は保守的な南部に多いと考える人もいるだろうが、実態は異なる。明確な禁止法を制定しているのはベビーM事件の直後に代理出産反対運動が活発化した、東海岸や中西部各地である。それらリベラル色の強い州や地域において、九〇年代までに全面的な禁止または厳しい制限を設ける法律が制定された。

ただしかつては厳格な態度で臨んでいた州も、代理出産を実施できる他州に影響され、少しずつ条件を緩和したり、新たに合法化するなど変化が生じている。その一つがニューヨーク州である。同州は法律で代理出産契約を禁止していたが、州内における親権裁判の積み重ねにより、実質的には代理出産を経て子をもうけることが可能になっていた。その状況下で依頼者らがもはや他州に赴く必要なく代理出産を実施できるよう、二〇一九年に同州でも商業代理出産を可能とすべく法案が提出された。同法案はグロリア・スタイネムをはじめフェミニストらの激しい反対に遭い成立せずにいた。しかしその直後となる二〇二〇年三月、ニューヨーク州は新型コロナウイルス感染症の急速な拡大に見舞われた。同州は米国における感染震源地とされ、州内でロックダウンを実施、人々の移動が制限された。この緊急事態のさなか、市民の近づけない議事堂において、商業代理出産を合法化する法律が成立した。法案を提出したのは、自らがカリフォルニア州の代理出産で子を得た男性議員であった[12]。

九〇年代までは動きのなかった州でも、二〇〇〇年代に入ると代理出産事例が生じ、それとともに積み重ねられた判例が、実質的な代理出産合法化をもたらしたり、州によっては新たに法律が整備されるようになった。その結果、九〇年代に禁止法を制定していなかった州のほとんどが、代理出産を何らかの形で容認している。プロライフ（中絶禁止派）の立場を取る保守派の多い地域の場合、二〇〇〇年代前半までは代理出産に否定的な向きも見られたが、近年では代理出産を積極的に肯定する動きが生じている。プロライフは女性の意思より胚の命を重視する。すでにつくられた胚を妊娠する代理出産は、保守派にとって受け入れやすい。テキサス州やアリゾナ州といった保守層の多い地域も、合法化へ舵を切っている[13]。

結果的に現在、米国は世界で最も代理出産の盛んな場所であり、世界最大の「代理母供給地」となっている。代理出産目的で多くの外国人が訪れ、米国内の女性たちを利用している。かつて奴隷女性に赤ちゃんを産ませた歴史から、九〇年代にはタブー視された黒人女性を用いる代理出産も、いまでは抵抗なく行われ、インターネット上には、白人カップルが黒人代理母に白人の赤ちゃんを産ませている事例が散見される。

インド――アウトソーシング先から生殖産業の元締めへ

米国の高額な代理出産市場を利用できない人々に向けて、インドやタイの女性を代理母として利用する市場が構築されていった。これは「生殖アウトソーシング」「代理出産アウトソーシング」と呼ばれ、米国内はもとより世界的な批判にさらされたが、その人気が衰えることはなかった。しかし二〇〇八年、日本人独身男性医師がインド人代理母から生まれた子を引き取れず、子が無国籍状態に陥る「マンジ事件」が生じた。同事件をきっかけにインド国内で外国人による代理出産利用が問題視され、二〇一五年にインドは外国人による代理出産利用を禁止するに至った。現在では商業代理出産自体が禁止され、国内の無償代理出産のみが実施可能である。しかし無償ならば代理出産が可能であることにより、家族からの圧力で代理母になることを余儀なくされる事例や、義理の兄弟のために代理母になる事例が生じている[14]。

インドの代理出産斡旋業者は商業代理出産が禁止された後も事業を継続している。禁止までの間に培われたノウハウと世界各国から集めた資本により、インド国外での代理出産事業を展開中である。それはインド近隣の諸外国のみならず、別大陸の国々にも及んでいる。たとえば南米コロンビアで代理出産事業を展開する斡旋業者のウェブサイトを探せば、その中にインドに資本を置く事業者を見つけることができる。

その他アジアの国々

本書「はじめに」で共編者らが触れているように、かつては東南アジアの国々もまた、インドと並ぶ世界の代理母供給源として知られていたが、外国人依頼者によるトラブルが生じ、それらの国々も代理出産に関する法律を厳格化した。タイでは二〇一四年に「ベビーガミー事件」や、日本人独身男性による「赤ちゃん工場事件」が起き、外国人による代理出産が禁止された。タイに代わって新たな供給源となったネパールやカンボジアも同様に、外国人による代理出産利用を禁止している。

東アジアに目を向けると、韓国は卵子や精子の販売を禁止しているものの代理出産に関する法律は存在せず、国外の女性を用いた代理出産が行われている。渕上（二〇一三）によれば、韓国内には代理出産とは言い切れないものの、子を得るために女性をだまし、事件化した例も生じている[15]。

中国は法律で代理出産を禁止しているも、代理出産の需要が高く、違法ながら国内での実施が盛んである。かつて代理母としての職を求める中国人女性は、韓国へ出稼ぎをしていたが、中国経済の台頭に伴い、富裕層の中国人に雇われるようになっている。近年では中国人富裕層による米国人代理母の利用も活発化している。ただし米国のマスメディアはそのような代理出産を、子どもを通じて彼／彼女らに米国籍を売るものとみなし、批判的に報じている。

中国の代理出産業者は、日本国内にも進出している。日本人依頼者のためではなく、日本を中国の代理出産市場として用いるためである。二〇一六年には歌舞伎町で中国人富裕層向けに、中国人女性はもとより日本人女性を代理母とした生殖クリニックが運営されていることが報道された[16]。

日本国内の女性を用いた代理出産アウトソーシングは中国向け業者の事例だけとは限らない。英語で書かれた代理母斡旋サイトには、日本人や外国人の別を問わず、日本に居住する女性が代理母希望者として掲載されている。日本への生殖アウトソーシングは、すでに水面下で進んでいると考えられよう。

（柳原良江）

注

1 本書は豪州に住む当事者らの手記も扱っているが、豪州の概要は、オデットとロブの事例解説を参照されたい。

2 Scottish Law Commission（06 June 2019），“Building families through surrogacy: a new law”, https://s3-eu-west-2.amazonaws.com/lawcom-prod-storage-11jsxou24uy7q/uploads/2019/06/Surrogacy-consultation-paper.pdf（二〇二二年四月九日訪問）

3 二〇一九年の為替相場を参考に一ポンド一三九円で計算。

4 www.bionews.org.uk/page_145701#:~:text=Surrogacy%20has%20been%20legal%20in,conditions%20%E2%80%93%20enforceable%20regarding%20legal%20parenthood（二〇二二年三月二四日訪問）本文では二〇二二年四月の為替相場を参考に一ユーロ一三七円で計算。

5 Scottish Law Commission（06 June 2019）（前掲）

6 国際連合人権理事会のウェブサイトより。“Children risk being “commodities” as surrogacy spreads, UN rights expert warns” https://www.ohchr.org/en/press-releases/2018/03/children-risk-being-commodities-surrogacy-spreads-un-rights-expert-warns?LangID=E&NewsID=22763（二〇二二年三月二四日訪問）

7 https://www.theguardian.com/australia-news/2021/jul/27/us-couple-withdraws-legal-action-against-abc-over-claim-they-abandoned-surrogate-child-with-a-disability（二〇二二年三月二四日訪問）

8 米国人依頼者夫婦は、二〇一六年に障害をもって生まれた子への延命措置を拒み、消極的安楽死を望んだが、子は生き延びた。その後、依頼者夫婦は連絡を絶ち、子への支援も一切行わなかった。ブリジットと名付けられたその子は、ウクライナ国内の病院で暮らし続けていた。ロシアによる侵攻後、その病院は戦場近くの最も危険な地域の一つであったことから、ブリジットの行方が世界的に不安視されていたが、二〇二二年四月、同じように障害をもつ子を育てる米国人夫婦が、六歳になるブリジットを養子として引き取り、無事に国外に連れ出したことが判明した。https://aleteia.org/2022/05/14/american-family-adopts-surrogate-born-baby-with-disability-in-ukraine/　（二〇二二年五月一五日訪問）

9　https://www.dw.com/en/ukraines-surrogate-mothers-trapped-between-the-frontlines/a-61282709　（二〇二二年四月三日訪問）

10　代理出産を禁止する国で出産すると、ウクライナで結んだ代理出産契約が無効となるうえ、乳児売買として犯罪となることから、代理母を移動させる先は、代理出産の可能な国でなければならない。

11　New York Times（2022, May, 3）“It's a Terrible Thing When a Grown Person Does Not Belong to Herself”, https://www.nytimes.com/2022/05/03/magazine/surrogates-ukraine.html　（二〇二二年五月八日訪問）

12　この経緯はさまざまな媒体で報じられているが、二〇一九年からの一連の流れをまとめたものとして、たとえば次のウェブサイトがある。https://www.alliancevita.org/en/2020/04/new-york-legalizes-commercial-surrogacy-amid-the-coronavirus-pandemic/　（二〇二二年五月三日訪問）

13　プロライフ派による代理出産の見解の一例として、代理出産を実施したアリゾナ州下院議員に関する下記報告が挙げられる。https://fronterasdesk.org/content/577938/trent-franks-resign-congress-amid-allegations-inappropriate-behavior　（二〇二二年三月二二日訪問）

14　「国際代理出産廃絶連合」（ＩＣＡＳＭ）におけるシーラ・サラヴァナンの報告によれば、近年になり、義理の姉妹のため強制的に代理母になり，出産時に死亡した事例がある。報告は下記から視聴可能。https://www.youtube.com/watch?v=cCvbE-Yus2w　（二〇二二年五月三日訪問）

15　渕上、二〇一三

16　毎日新聞二〇一六年三月一六日号「チャイナ・センセーション　第２部　変わる家族の形／２（その１）代理出産、闇ビジネス」

■監訳者あとがき

本書は、ジェニファー・ラール、メリンダ・タンカード・リースト、レナーテ・クラインによる共編著『Broken Bonds : Surrogate Mothers Speak Out』（Spinifex Press 二〇一九年）の全訳である。あわせて日本語版読者向けに、同書のうち親権裁判が複雑化した三事例について監訳者らによる解説を加えた。さらに本書の背景を理解するうえで必要と思われる情報を「世界の代理出産の概観」に記した。

代理母らの語りを納めた各章は、共編者により集められた当事者による手記や、当事者を知る専門家による寄稿から成り立っている。エヴァ・マリア・バッヒンガーによる章は、レナーテ・クラインがドイツ語から英語に翻訳したものである。これら共編者らの尽力により、さまざまな国のさまざまな言語で暮らす当事者たちの経験談が、一冊の本にまとめられた。代理出産は現在、国境を越えたグローバル産業として展開されている。同書はあまりにも大規模であるがゆえ、曖昧でつかみどころのなかった巨大産業の実態を、現場から照らし出す書となっている。

同書の刊行には、社会的に大きな意義があった。代理出産市場が急激な成長を示し、膨大な数の女性たちを巻き込んでいったこの四半世紀、代理出産を巡る言説は、主に依頼者や斡旋業者の声で構築されており、代理母の経験を部外者が把握する機会はほとんどなかった。代理出産について考えるうえで必要不可欠ながら長らく欠けていた代理母側の情報を、同書はまとまった形で明るみに出してくれる。代理出産の是非に関する議論は、同書により、ようやくスタート地点に近づいたといえる[1]。

これまでの偏った情報発信には、米国で代理出産がたどってきた歴史的・文化的経緯も影響している。代理出産を発明し普及させた米国では、「人工授精型代理出産」を経て生まれた子の親権を巡り一九八六年に起きた「ベビーM事件」をきっかけに、代理出産反対運動が活発化した。この時期は代理出産を批判的に論じる報道も多く、代理母の被害を具体的に綴った書籍が複数発行された。しかし一九九〇年代に入ると、ベビーM事件で用いられた人工授精に代わり、体外受精技術を用いる「体外受精型代理出産」が利用され始める。代理母と子が遺伝的につながらないこの方法では、代理母の親権を認めない事例が生じた。それらの判例が積み重なり、一部の州で代理出産が事実上の合法化をみることになると、法的な後押しを背景に、代理出産に肯定的な言説が盛んに流布されるようになる。

二〇〇〇年代には、米国内外の著名人（セレブリティ）が次々と商業代理出産を利用し、その事実を公表、彼・彼女らの代理出産が、ファッション誌やショービジネスを扱う媒体で華々しく紹介された。もはや一九八〇年代のように代理母の苦悩や赤ちゃん売買の懸念は語られない。娯楽にそぐわない話題はそぎ落とされ、代理出産の利用は、セレブリティの生活を彩る、華麗なトピックとして語られるようになった[2]。これらセレブリティによる代理出産利用は、従来の規範を打開するリベラルな行為として捉えられがちだが、実際のところ保守的な思想の延長上にある。経済的に安定し、体制にとって好ましい人々が子を得ることは、伝統的な家族像の再生産につながる。セレブリティの代理出産公表は、リベラルなライフスタイルの装いをまといながら、保守派のイデオロギーに応えるメッセージを発する。それゆえセレブリティによるキャンペーンは、米国の保守派とリベラル派の双方に向けて、代理出産を社会的に正当な行為と認識させる役割を果たすものであった。

この方法が普及するに従って、米国内の高額な代理出産サービスを利用できない人々を対象に、初めはインドやタイ、それらの国で実施不可能になってからはロシアやウクライナなど東欧の国々を受け入れ先として、現地の女性を用いる生殖アウトソーシングが行われるようになった。依頼者による代理出産の経験談や、斡旋業者によるハウツー本も出版されるようになった。二〇二三年三月現在、米国のアマゾンウェブサイトで代理出産をキーワードに検索すると、代理出産の依頼方法を指南する本が数多く表示される。そのような本は極めて安価だったり、中には無料で読めるものもある。代理出産の「旅」への入り口はごく簡単に見つけることができる。

依頼者側の情報が増大する一方、代理母と生まれる子の被る問題に関する情報は、それほど急激には増えなかった。代理出産で問題が生じ訴訟となった場合、しばしば和解条件の中に、第三者には口外しないことを求める秘密保持条項が入る。したがって事件化した例を他者が知ることは難しい。「生殖アウトソーシング」の依頼先である発展途上国の女性の場合、先進国の依頼者と法的に争うことはまったく現実的ではない。こうした生殖アウトソーシングは世界的に問題視され、代理母たちにインタビューを試みる外国人も現れたが、その実態把握には困難が生じていた。彼女らの現状を明らかにするには、本書でインドの代理母について報告したシーラ・サラヴァナンなど、現地の文化を十分に解する専門家の調査結果を待たねばならなかった。

情報発信の困難は、先進国の専門家にもつきまとう。とりわけ英米文化圏の研究者にとって、代理出産は批判的に語りづらいトピックである。それらの文化圏では、代理母の自己決定権が女性の中絶権と結びつけられている。特に米国の場合、代理母になる権利を女性のプライバシー権の一つとして捉える議論が存在するため、代理出産の否定は、女性の中絶権の否定につながりかねない。女性の自己決定権擁護の文脈で、米国人研究者の中には、絶対的貧困にいるインド人女性の代理出産さえ、女性たちをエンパワーする方法と位置づける者もいる。加えて二〇〇〇年代になると、同性婚を巡る社会運動が活発化し、代理出産の否定が、ゲイ男性の権利侵害とみなされる懸念も生じた。これらの文化的構造ゆえ、中絶権と同性婚を支持するリベラル派にとって、代理出産に批判的な議論は難しい状況にある。二〇〇〇年代以降、多くの専門家が論文や書籍の形で代理出産を扱ってきたが、それを公に批判する者はわずかであった。特に社会的に脆弱な若手研究者の場合、代理出産に批判的な内容を執筆していても、自らの立場を明言しない、あるいは中立を振る舞いながら活動していた。筆者の見る限り、その傾向はいまも続いている。

多くの人々が沈黙を強いられる中、早い時期から明確に代理出産に批判的な意見を示したのが、本書の共編者の一人、ジェニファー・ラールである。ラールは米国のＮＰＯ団体「生命倫理文化センター（ＣＢＣ）」の代表者である。研究者が身動きできずにいる問題に向けて、二〇一〇年代から積極的に疑問を投げかけてきた。

同じく共編者のメリンダ・タンカード・リーストとレナーテ・クラインは、オーストラリア人の活動家である。リーストは主に性産業における女性への搾取を問題視する立場から著述業や市民活動を行っている。クラインは、長年フェミニストとして生殖技術に関する社会的な問題提起を行ってきた。元大学教員であり一九八五年に結成された「生殖技術と遺伝子工学に抵抗するフェミニスト国際ネットワーク」（Feminist International Network of Resistance to Reproductive and Genetic Engineering：FINRRAGE）の共同設立者である。フェミニズムに特化した書籍を刊行する「スピニフェックス出版」を立ち上げ、現在も同社の代表を務める。二〇一七年には『代理出産――人権侵害』を執筆し同社から発表している。オーストラリアで女性へのさまざまな暴力に対し問題提起を行っていたリーストとクラインが、別の大陸で市民活動を行っていたラールと、代理出産反対運動によってつながり、各々のネットワークを活かして当事者の語りが集められた。それらをまとめ、スピニフェックス出版より発表したのが本書の原著である。

翻訳は柳原良江が監訳者兼共訳者となり、柳原を含む七名の共訳者で分担のうえ実施した。共訳者の担当箇所は次のとおりである（五〇音順）。

伊佐智子：オデット（オーストラリア）、デニース（米国）、ケリー（米国）、ロブ（オーストラリア）、

ミシェル（米国）
いまなりあやこ：ナターシャ（ロシア）、マリーアンヌ（英国）
大理奈穂子：トニ（米国）
中村彰男：キャシー（カナダ）、ブリトニー（米国）、ナタリア（ロシア）
水島　希：マギー（米国）
村瀬泰菜：オクサナ（ジョージア）、エレナ（ルーマニア）、ヴィクトリア（ハンガリー）
柳原良江：ウジュワラ他（インド）、はじめに、おわりに、謝辞

各共訳者の研究フィールドや、興味関心のある地域を優先的に割り当てたが、訳者の人数や時間の都合で、必ずしも専門ではない地域の事例も担当してもらっている。

翻訳を進めるにつれて、原文中に共訳者らとは思想的に異なる意見が散見され、戸惑った部分もある。それらの扱いについては悩んだが、訳書としての正確性を重視し、原文に忠実に訳出する方針を採った。文化も言語も違う人々と、共訳者らの間に見解の相違があるのは避けられない。本書は、文化的な抑圧、あるいは個々の契約により沈黙を強いられた人々が、勇気を振り絞ってようやく声を挙げた結果、世に出されたものである。それらの人々の言葉を、本題とは異なる論点を理由に、再び消し去るべきではない。

類似の問題は監訳者にも生じた。編集作業を進めるさなか関係者の一人から、原著の共編者と監訳

者は思想的立場に違いがあるのではとの意見が示された。原著の伝えるメッセージが、いたずらに保守的な価値観を再生産するだけであれば、それは監訳者の望むことではない。指摘を受けていったん作業を停止し、生殖技術に関する思想の変遷や現状について把握する必要が生じた。上述したように英米文化圏では、リベラルではない立場、すなわち保守派でなければ批判的な議論のできない文化構造がある。しかし保守派といっても一枚岩ではない。米国南部および中南米の保守派には、代理出産に肯定的な見解をもつ者もいる。生殖技術に関する保守的な思想は、わかりやすい価値に従っているというより、それぞれの国の文化の中で複合的に構築されている。それらを慎重に検討した結果、原著は特定の教義やイデオロギーを代弁するものにはあたらないとの判断に至った。もとより本書は、導入部分に共編者らの文章を掲載しているとはいえ、中核を成すのは「当事者の語り」であり、共編者の意見を大々的に論じるものではない。指摘された共編者の思想的立場は認識しつつも、本書の内容に影響する論点ではないと判断し、編集作業を再開することにした。

本書の主役は、長い間声を奪われてきた代理母、卵子提供者、その家族である。本書を手に取る読者が、原著に寄稿した当事者たちの意見を、本来の論点から認識してくださることを切に願っている。

本書全体の編集はフリー編集者であり不妊に悩む人の自助グループ「フィンレージの会」の鈴木良子氏の協力を受け、不妊治療に関する用語や日本語としての読みやすさに関する助言を頂戴した。また本書制作途中から、共訳者の一人である、いまなりあやこ氏に、翻訳のチェック作業に携わっていただいた。本書を手に取った方は、いくつかの手記に光るような文学的美しさがあるのに気づくかもしれない。語学の専門家が加わったことで、本書は翻訳書としての正確性のみならず、読み物としての質を上げることができた。同様に、アメリカ文学者の大理奈穂子氏とのやりとりからは、極めて洗練された訳文のあり方を学んだ。本書の制作により、期せずして監訳者が、語学の専門家の方々から翻訳技術を学ぶ機会を得た。いまなりあやこ氏と大理奈穂子氏に感謝の意をお伝えしたい。

その他の共訳者の方々にも多くを負っている。伊佐智子氏には、法律面の事実確認をお願いするとともに、法学関連事項の表記方法についてご意見を頂戴した。担当された翻訳の分量も多く、翻訳プロジェクト全体に大きな役割を果たしてくださった。また水島希氏、中村彰男氏には、忙しい業務の間を縫って翻訳を実施していただいた。村瀬泰菜氏にはご自身の修士論文に取り組む中、監訳者からの希望により、複数の章をご担当いただいた。これら共訳者らのご貢献に深く感謝申し上げる。

監訳者が本書を構想するに至った二〇二〇年、日本では代理出産と卵子提供に関して大きな社会的変化が生じた。同年一二月の臨時国会で成立した「生殖補助医療法」[3]は、事実上の卵子提供合法化をもたらした。翌二〇二一年に同法律が施行されると、卵子提供を扱う業者は、同法律により日本で卵子提供が合法化されたとHPで大々的に謳うようになった。二〇二二年三月現在、卵子提供の合法化はもはや既成事実となっている。同法案の附則には、代理出産（代理懐胎）について、二年をめどに法制上の措置を講じる旨の記載がある。今後の改正で、代理出産が合法化される可能性は高い。

同法律の成立過程では、生まれる人の生命に関わる法律が、わずか二時間半の審議しか経ていないことが批判された。しかしそれに対する反省はされていない。そして粛々と進む改正案に関する報道を見る限り、いまも特定の立場にいる人々の意見が重視されようとしている。代理母や卵子提供者となる女性の苦悩は議論の俎上にものぼっていない。実のところ日本にはすでに複数の事例がある。過去には諏訪マタニティークリニックの根津八紘医師により、姉妹間や母娘間での無償代理出産が行われていた。その結果、姉妹間での代理出産は家族関係に深刻なトラブルを引き起こすことがわかり休止され、その後に手がけた母娘間の代理出産も、二〇一四年をもって休止に至っている。これらすでに明らかになった問題さえ議論された形跡はない。この現状を目の当たりにして、最も脆弱な人々の声やその体験をわかりやすい形で世に伝えることの必要性を痛感した。

これまで、日本でも英語圏と同様、複数のTVタレントらが、自らの商業代理出産利用をマスメディアで報告してきた。卵子売買では、立法者が自ら貧困国の若い女性から、異例ともいえる多数の卵子を購入したことを公言している。マスメディアはこれらの事例を感動的な物語に編み直し、美しい出来事として人々に伝えてきた。近年では、卵子提供を伴う男性カップルの代理出産利用が、新しいライフスタイルとして称賛されている。女性向けのファッション誌は、卵子提供や代理出産をきらびやかに語る記事を掲載する。生活苦とは無縁の男女らが、雑誌記事の中、TV画面の中、満面の笑みで自身の体験を語るその裏で、彼・彼女らに渡す子を宿し、引き離された女性がいること、その子の存在さえ知らされてないであろう卵子提供者がいることを忘れてはならない。

それら華やかな記事や番組を目にする市井の女性たちが、自らも同じような子づくりを実践できると思っているのなら、それは幻想にすぎない。日本に住む一般的な女性が、代理母を利用する側に立つ可能性は極めて低い。日本における女性の平均年収は、米国人代理母の得る報酬よりはるかに少ない。正規雇用でようやく代理母の最低賃金程度、非正規雇用ならば、代理母の半分~四分の一程度である[4]。今後、日本の女性が積極的に代理出産と関わるとすれば、依頼者としてではなく、自らが海外富裕層の「アウトソーシング先」になる形で実行されよう。日本国内では、商業代理出産さえ禁止すればその問題は防げると考えられがちだが、アウトソーシング化は商業代理出産を禁止しても起きる。ギリシャは無償代理出産のみ可能だが、すでに国外の依頼者による生殖アウトソーシングが進んでいる。そこで代理母が受け取る金額は二七四万円程度であり、すでに日本の女性非正規雇用者の一・七倍の金額に達している。さらにいえば、安価で人気を集めるウクライナの商業代理出産でさえ、代理母たちが得る報酬は、日本の女性非正規雇用者平均年収の一・五倍にのぼっている[5]。

卵子提供に目を移せば、日本はとうにアウトソーシング先となっている。二〇一〇年代には、採卵のため日本の女性を海外渡航させる事業が活況を呈していた。コロナ禍でその仕組みはさらに洗練され、いまでは海外渡航の必要もなく、日本にいながら自らの卵子を海外の業者に輸出するシステムが構築されている。しかし卵子提供者になることが孕む、法的、医学的、心理的なリスクは計り知れない。筆者のもとにはすでに、かつて海外で卵子を提供し、心の傷を負った女性の声が届いている。日本国内で、本書のマギーのような、あるいはマギーを超える悲惨な事例が生じないことを祈るばかりである。

代理出産にもアウトソーシング化の波は及んでいる。新聞報道やインターネット上の情報からは、日本にも外国人を依頼者とする商業代理出産が忍び込んでいることがうかがえる。ある業者のウェブサイトを検索すると、二〇二二年三月現在、日本国内では一三名の女性が、外国人向けの代理母希望者として登録されている。日本がいったん合法的に代理出産を実施できる国と認識されれば、魅力ある生殖アウトソーシング先として、多くの依頼者がつめかけ、次のような現象がみられるだろう。——外国の富裕層たちが、自国からオンラインで利用したい女性を選び、自ら希望する胚を日本に送付し、帝王切開の予定日近く、あるいはそれが終わった後、子を引き取るため観光がてら来日する。

監訳者としてすべての章に目を通す作業中、何度も心に突き刺さる痛みを経験した。子と引き離される苦しみ、恐らく一生会えぬ子への思慕、自らの身に降りかかる困難を、あたかも存在しないものとして振る舞う、切ない努力。彼女たちの苦境に、監訳者自身が涙することもしばしばあった。共訳者らも同じ思いだったろう。訳し終えたいま、このような方法が許容されるべきではないという気持ちは、より強い確信へと変わっている。

翻訳作業を続けていた二〇二二年二月、ロシア軍がウクライナへ侵攻した。すべての章を訳し終え、編集作業に入った三月、東北地方は一一年ぶりの大地震に襲われた。これらの出来事は、かつてネパールで生じた出来事を思い出させる。

二〇一五年にネパールで大地震が起きた際、現地にかけつけた外国人依頼者たちは、赤ちゃんだけを救出し、代理母たちを混乱する現地に置き去りにした。その行動が世界的に批判され、ネパールは外国人による代理出産を禁止するに至った。二〇一〇年代に東南・南アジアが外国人の代理出産を続々と禁止すると、世界中の依頼者の目は、ロシアやウクライナ、ジョージアなど旧ソ連構成国に向けられた。それら東欧の代理出産市場も失われつつあるいま、巨大な生殖産業は、次の開拓先を探し回っている。

この社会情勢の中、日本で代理出産が合法化されれば、安全かつ高品質の市場として注目されるのは確実である。それは日本国内に、代理母となったがゆえに、心と体に苦しみを抱えて生きていく女性を増やしていく。米国をはじめ代理出産の盛んなさまざまな国で起きてきたように、依頼者に引き取り拒否された子が、施設で育てられる事例も生じるだろう。けれどもそれらの問題が、表に出るには時間を要するはずだ。契約に縛られた代理母は発言できず、生まれた子が声を上げるには時間がかかる。人々が無視できないほど犠牲者の数が積み上がるまで待つか、よほど悲惨な事例が生じない限り、問題は放置され続けてしまう。

日本で生殖アウトソーシングが活況化するただ中に、二〇一一年のような大地震とそれに続く混乱が生じればどうなるか。ネパールのように、そしてウクライナのように、過去の悲劇が繰り返されるのは想像に難くない。依頼者は被災地に代理母を残し、生まれたばかりの子どもだけを国外に連れ出す。妊娠中の代理母は、業者や依頼者により、彼らの居住地から無理やり移動させられる。人々がひしめく避難施設内で、極度の混乱の中、臨月の代理母に対し帝王切開が行われる――これはいままさにウクライナで起きていることだ[6]。

平時でさえ問題含みの代理出産が、非常事に引き起こす問題の深刻さは人々の想像を上回る。日本だけがそれを回避できる要素は何もない。日本で代理出産が合法化されれば、同じ問題が繰り返されるだろう。日本もいずれ、政治的に混乱する時代が幕を開けるかもしれない。そうでなくとも自然の驚異が牙をむくかもしれない。次々訪れる災難の合間に、たとえつかのまの平穏が訪れたとしても、それを当然のものとみなして、この方法が行われる余地を残してはならない。

本書では、さまざまな国の当事者たちが、意を決し苦しい胸の内を明かしてくれた。本書を手に取った方々に、これらの人々の痛みが伝わり、状況改善を考えるきっかけとなればありがたい。そして日本国内の現状に目を向け、同じ思いをする人が増えないよう、今後の制度設計について考える機会を持っていただければ幸いである。

二〇二二年五月八日

柳原良江

＊本書の制作にあたりＪＳＰＳ科研費 19K12615 の助成を受けた。

注

1 正確にはまだスタート地点に達していない。最も重要な当事者の一人である、生まれる人の意見が考慮されていないからである。しかし生まれた人が親の影響を受けず、自分自身の意思で発言できるまでには長い時間が必要である。当事者不在で進む議論に対し、現在までに、近い境遇にいる当事者として、ＡＩＤで生まれた人々や、強制養子縁組を経た人々が、生まれる人を代弁する形で発言している。

2 インドの代理出産アウトソーシングについては、二〇〇七年に女性誌『Marie Claire』も加わって大々的に報じられ問題視されるようになった。しかしインドの代理出産には批判的だった同誌も、著名な歌手や俳優らが米国人代理母を用いる事例は好意的に報道している。

3 正式名称は「生殖補助医療の提供等及びこれにより出生した子の親子関係に関する民法の特例に関する法律」（令和二年法律第七六号）。

4 令和二年分民間給与実態統計調査によれば、正規雇用の女性の平均年収は三八三・七万円、非正規雇用の女性では、一五三・二万円である。米国の代理母が受け取る報酬にはばらつきがあるも、おおむね三万～五万米ドル（別途支払われる諸経費を除く）であり、二〇二二年四月時点の為替相場（一米ドル約一三〇円）を用いれば、日本円で三九〇万～六五〇万円程度である。

5 次のニューヨークタイムズの記事によれば、ウクライナ人代理母が受け取る報酬は一万八〇〇〇米ドルであり、一米ドル一三〇円で計算すると二三四万円に相当する。New York Times (2022, May ,3) "It's a Terrible Thing When a Grown Person Does Not Belong to Herself〃 https://www.nytimes.com/2022/05/03/magazine/surrogates-ukraine.html （二〇二二年五月八日訪問）

6 ロシアによる侵攻後、ウクライナの代理出産に起きている問題は、注5に記載したニューヨークタイムズの記事をはじめ、さまざまな媒体が論じている。

大理奈穂子（おおり　なおこ）

2012年、お茶の水女子大学大学院人間文化研究科博士後期課程単位取得満期退学。修士（人文科学）。2019年、ニューヨーク市立大学大学院女性・ジェンダー学専攻修士課程修了。M.A. in Women's & Gender Studies。一橋大学非常勤講師。専門はアメリカ文学、ジェンダー研究。主な業績に "What Makes a Mother a Monster? Mrs. Gant's Grotesque Masculinity and the Cult of Womanhood" (*Sociology Study* 4(6), 2014年)

中村彰男（なかむら　あきお）

1996年、群馬大学大学院医学系研究科博士後期課程修了。博士（医学）。実践女子大学大学院生活科学研究科食物栄養学専攻教授。専門は分子栄養学、分子生物学、母子栄養学。主な業績に "Fish Oil and Cardiac Akt/mTOR-Mediated Insulin Resistance in Infants with Maternal Diabetes" (*Nutrition and Diet in Maternal Diabetes,* 2017) DOI:10.1007/978-3-319-56440-1_14

水島希（みずしま　のぞみ）

2000年、京都大学大学院理学研究科博士後期課程(生物科学専攻)単位取得後退学。博士（理学）。広島県公立大学法人叡啓大学ソーシャルシステムデザイン学部准教授。専門は科学技術社会論、ジェンダーと科学、フェミニズム科学論。主な業績に「羊膜は誰のものか――母／胎児の線引き問題と新マテリアル・フェミニズム」（『思想』no.1141、2019年）。

村瀬泰菜（むらせ　やすな）

2022年、東京大学大学院総合文化研究科修士課程修了。修士(学術)。同研究科博士後期課程在籍。専門は社会学、科学史。主な業績に「女性と科学技術の歴史」(塚原東吾ら編『よくわかる現代科学技術史・STS』ミネルヴァ書房、2022年)。

■編集

鈴木良子（すずき　りょうこ）

1961年生、フリー編集者・ライター。妊娠出産・育児等、母子保健分野の記事執筆・編集に長く携わる。不妊に悩む人の自助グループ「フィンレージの会」スタッフ。2001年～2003年には厚生労働省（旧厚生省）厚生科学審議会生殖補助医療部会の委員を務めた。共著に「文科省/高校『妊活』教材の嘘」（西山千恵子・柘植あづみ編、論創社、2017年）など。

訳者紹介

■監訳者

柳原良江（やなぎはら　よしえ）

東京電機大学理工学部共通教育群教授。

1972 年生。2003 年早稲田大学大学院人間科学研究科博士後期課程修了。博士（人間科学）。東京大学大学院人文社会系研究科グローバル COE プログラム特任研究員、イェール大学客員フェロー（東大－イェールイニシアティブによる）等を経て現職。専門は生命倫理学、科学技術社会論、社会学。

主な業績に「生殖技術における生政治の作動――その権力構造と議論に表れた概念配置の分析」（『科学技術社会論研究』第 18 号（1）、2020 年）。“The Practice of Surrogacy as a Phenomenon of ‘Bare Life’: An Analysis of the Japanese Case Applying Agamben’s Theory”（*Current Sociology*, 69(2), 2021 年）。本論文により 2021 年 9 月、International Sociological Association（ISA：国際社会学会）から “Sociologist of The Month”（今月の社会学者）に選ばれた。

■共訳者（50 音順）

伊佐智子（いさ　ともこ）

2003 年、九州大学法学研究科博士後期課程修了。博士（法学）。久留米大学法学部・医学部非常勤講師。専門は法哲学、生命倫理学、医事法。主な業績に、葛生栄二郎・河見誠との共著『新いのちの法と倫理（改訂版）』（法律文化社、2017 年）。「第 2 章　多胎減数手術を検討する――女性の自己決定権か」、（西日本生命倫理研究会（編）『生命倫理の再生に向けて　展望と課題』青弓社、2004 年）

いまなりあやこ

2004 年、東京外国語大学東南アジア課程卒業。2007 年よりフランス在住。近年より、人文・社会科学系分野にて、フランス語・英語・にほんご翻訳者として活動中。

本書のテキストデータを提供いたします

本書をご購入いただいた方のうち、視覚障害、肢体不自由などの理由で書字へのアクセスが困難な方に本書のテキストデータを提供いたします。希望される方は、以下の方法にしたがってお申し込みください。

◎データの提供形式＝CD-R、メールによるファイル添付（メールアドレスをお知らせください）。

◎データの提供形式・お名前・ご住所を明記した用紙、返信用封筒、下の引換券（コピー不可）および200円切手（メールによるファイル添付をご希望の場合不要）を同封のうえ弊社までお送りください。

●本書内容の複製は点訳・音訳データなど視覚障害の方のための利用に限り認めます。内容の改変や流用、転載、その他営利を目的とした利用はお断りします。

◎あて先
〒160-0008
東京都新宿区四谷三栄町6-5 木原ビル303
生活書院編集部　テキストデータ係

【引換券】
こわれた絆

こわれた絆 ——代理母は語る

発　行———— 2022年10月25日　初版第1刷発行
編　者———— ジェニファー・ラール
メリンダ・タンカード・リースト
レナーテ・クライン
監訳者———— 柳原良江
発行者———— 髙橋　淳
発行所———— 株式会社　生活書院
〒160-0008
東京都新宿区四谷三栄町6-5 木原ビル303
TEL 03-3226-1203　FAX 03-3226-1204
振替 00170-0-649766
http://www.seikatsushoin.com
印刷・製本—— 株式会社シナノ
装　丁———— さくまいずみ

Printed in Japan

ISBN 978-4-86500-148-8
定価はカバーに表示してあります。乱丁・落丁本はお取り替えいたします。

*****

BROKEN BONDS: Surrogate Mothers Speak Out
Edited by Jennifer Lahi, Melinda Tankard Reist and Renate Klein

Japanese translation published by arrangement with Spinifex Press Pty Ltd
Through The English Agency（Japan）Ltd